ULRICH PRAMANN

Lauf dich schlank!

Spaß haben, abnehmen, dranbleiben

südwest

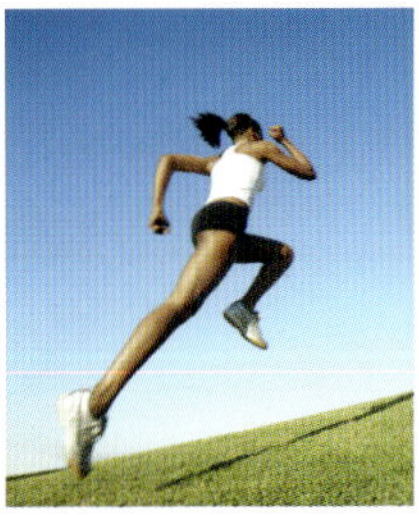
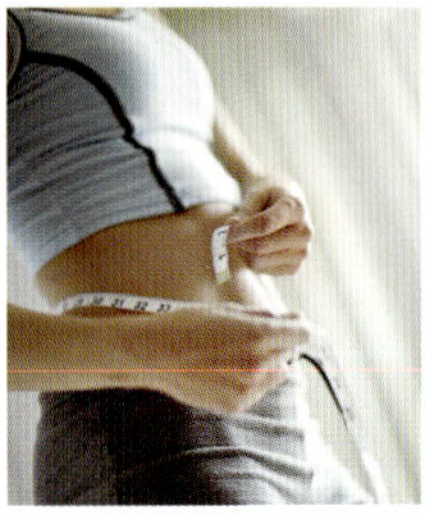
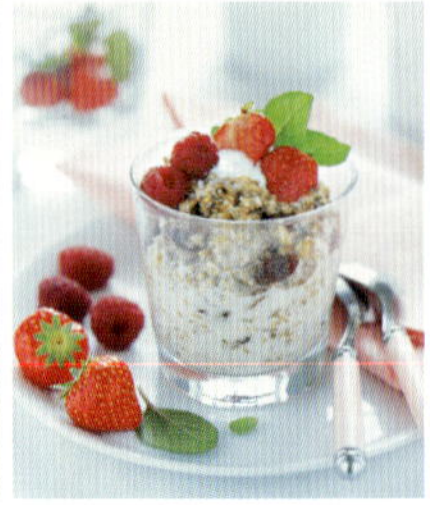
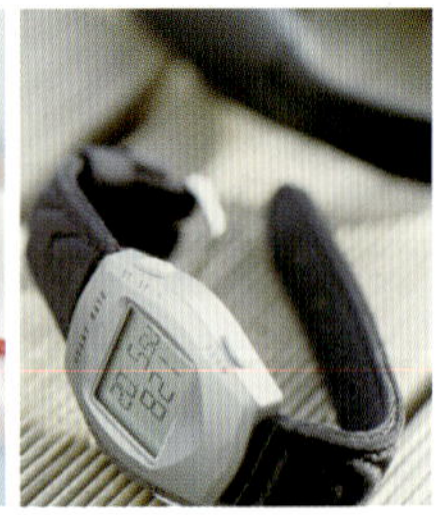

Inhalt

Das Training steigern

Crosstraining

Clevere Ernährung

Anhang

Hier kriegen Sie Ihr Fett weg

Die meisten von uns glauben an Wunder

Alle Jahre wieder, besonders mit Beginn des Frühlings, wenn viele kummervoll ein gewichtiges Problem namens Winterspeck mit sich herumschleppen – dann gedeihen sie bestens: die Illusionen, wie von Wunderhand wieder schlank zu werden. Millionen geben jährlich viel Geld für sogenannte Schlankmacher aus. Es gibt so manche Zeitschrift, die jetzt auf ihrem Titel wieder eine Wunderdiät verspricht. Die Macher spekulieren: Alles, was mit Abnehmen, mit Idealgewicht, mit Traumfigur zu tun hat, ist immer beliebtes Lesefutter. Motto: Nieder mit der Dick-tatur! Jedenfalls vermehrt sich die Zahl der Diäten (inzwischen gibt es schon mehr als 500) weiterhin wundersam. Doch Wunderdiät? Die müsste ungefähr so aussehen: nach dem Frühstück aufstehen, das Mittagessen auf das Abendbrot verschieben und vor dem Abendbrot ins Bett gehen.

Keine Diät macht Spaß. So gut wie keine ist erfolgreich. Und jeder weiß das. Vielleicht hören wir deshalb so gerne Witze über den Diätenunsinn. Sagt der Arzt zu einer stabilen Patienten, die gerne abnehmen will: »Da hilft nur viel Bewegung.« Fragt die Dicke: »Kniebeugen und so etwas, Herr Doktor?« »Nein. Kopfschütteln, immer wenn Ihnen etwas zum Essen angeboten wird.«

Nein, falsch. Hungern muss nicht sein und darf nicht sein. Wenn der Magen ständig knurrt, kann es nichts werden. Nein, Fett schmilzt nicht wie von Zauberhand oder durch Pillen. Auch durch Kalorienzählen wird keiner schlank. Nein, und auf die Schnelle ist auch nichts zu machen. Wer seinen Pfunden ernsthaft zu Leibe rücken will, muss drei Dinge beherzigen: intelligente Umstellung der Ernährung, reichlich körperliche Bewegung und einen langen Atem.

Es gibt nur eine Diät, die funktioniert: die Bewegungsdiät. Und die beste, die einfachste, die leichteste Form der Bewegung ist nun mal Laufen.

Ihr Universalschlüssel zu nachhaltigem Abnehmerfolg

Abnehmen ist gar nicht so schwer. Allerdings müssen Sie Ihren Lebensstil leicht korrigieren:

> Die Ernährungsgewohnheiten ändern

> Laufen in den Tagesablauf einplanen

Vorwort

Warum so viele mit dem Laufen anfangen? Sie haben von anderen Läufern gehört, dass Laufen eine Investition ist, die reichlich Zinsen bringen kann. Die Zeit, die Sie fürs Training aufwenden müssen, zahlt sich sofort aus – und vor allem auf lange Sicht.

Das wichtigste Motiv der meisten: Sie wollen abnehmen.

Ab heute ändert sich Ihr Lebenslauf

Läufer erzählen wahre Wunderdinge. Und das Schöne ist: Die stimmen sogar. Sie werden sich besser fühlen, belastbarer, attraktiver, weniger gestresst – wenn Sie Laufen zu einem Teil Ihres Lebensstils machen.

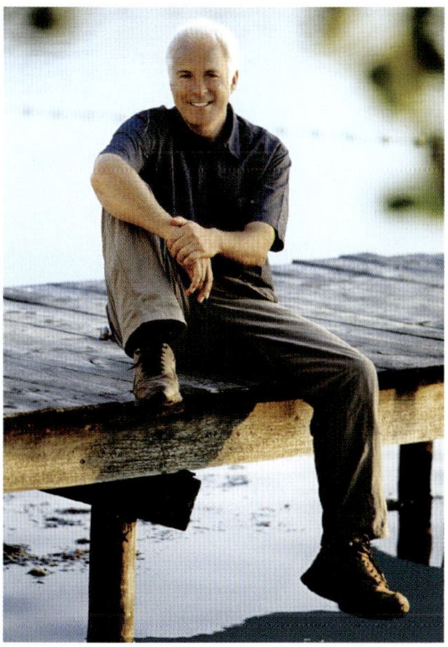

Klingt das nicht verlockend: Sie können so viel futtern, wie sie wollen – und bleiben trotzdem in Form; Sie müssen nicht länger mit Hungergefühlen und dem Kummer überflüssiger Pfunde kämpfen, alle Jahre wieder, im Frühjahr und Sommer und nach Weihnachten aufs Neue – wenn Sie nur regelmäßig laufen.

In diesem Buch erfahren Sie Schritt für Schritt:

- Wie Sie die Lust aufs Laufen wecken und erhalten
- Wie Sie in Form kommen
- Wie Sie durch Laufen ganz natürlich abnehmen
- Wie Sie immer in Form bleiben

Jetzt aber Run!

Der Weg ist das Ziel. Betrachten Sie Laufen als schönes Geschenk. Nehmen Sie sich Zeit für sich, genießen Sie unterwegs diese ungestörte Zeit mit sich, lassen Sie auch den Gedanken freien Lauf.

Übrigens: Wenn Sie jetzt über Ihren Schatten springen, ist das auch schon eine sportive Leistung.

Dann, aber nur dann können Sie wirklich Ihr eigenes Wunder erleben.

Ulrich Pramann

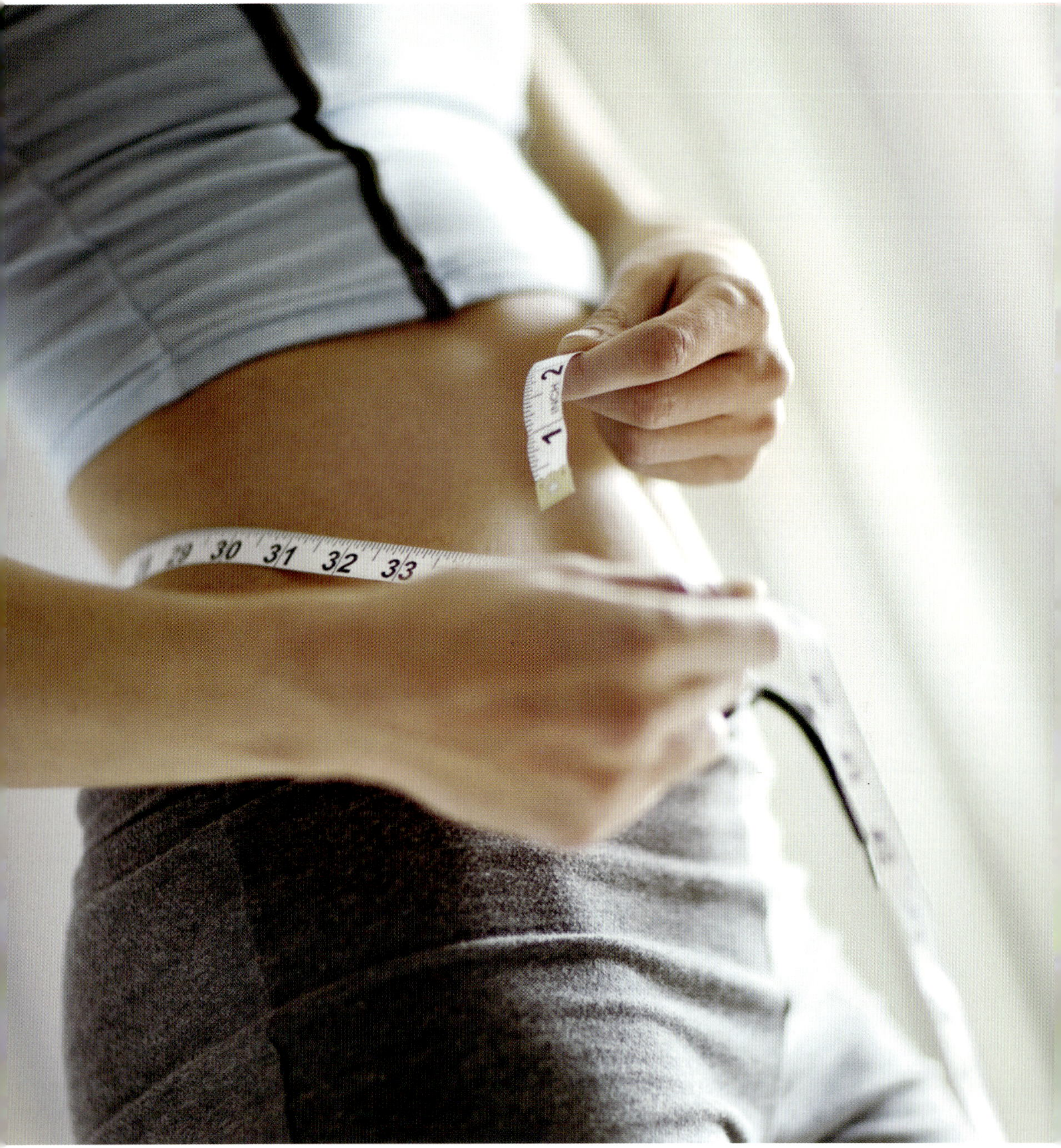

29 30 31 32 33
1 INCH 2

Die Last mit den Pfunden

Schlank durch Laufen

Eine wie Hannah McKeand hat in 39 Tagen satte 19 Kilo abgenommen. So ganz nebenbei. Wie die 33-Jährige das fertiggebracht hat? Na ja, sie hat sich in dieser Zeit sehr radikal ernährt. Unter anderem von Schokolade, Salami und Schweinespeck, von Nüssen und Trockenfrüchten.

In 39 Tagen hat sich Hannah durch die Antarktis zum Südpol gekämpft. Das sind 1100 Kilometer. Das ist eine ungeheure Energieleistung, im wahrsten Sinne des Wortes. Sie hat sich jeden Tag zwölf Stunden bewegt, bei Schneestürmen und Temperaturen von minus 35 Grad. Sie zog einen 100 Kilo schweren Schlitten und lernte unterwegs eine ganz wichtige Lektion, dass man nämlich mit Ausdauer überall hinkommt: »Wenn du nur einen Fuß vor den anderen setzt.« Und sie hat bei diesem Abenteuer jede Menge Kalorien verbrannt. Täglich etwa 10 000.

Klar, die Bewegungsdiät der ehemaligen Theatermanagerin Hannah McKeand aus Newbury (England) ist natürlich extrem. Trotzdem taugt sie als gutes Beispiel für ein universelles Prinzip, das für jeden gilt: Wer sich bewegt, kann kaum mehr Ernährungsfehler machen. Wer sich regelmäßig bewegt, kann essen, was er mag, und läuft dabei kaum Gefahr zuzunehmen.

Warum sind Diäten ein Dauerbrenner?

Fast alle wollen abnehmen, um alles in der Welt. Für die Gesundheit, für ein besseres Liebesleben, für den Job, na, um eben eine gute Figur zu machen. Besseres Aussehen – das ist das Abnehmmotiv der allermeisten (88 Prozent), denn Schlankheit scheint identisch mit Schönheit zu sein. Und alles, was mit Abnehmen, Idealgewicht, Traumfigur zu tun hat, ist Lesefutter, das gerne Illusionen nährt.

> Laufen ist leicht und macht rundum fit. Sie können Ihrem Stress und Ihren Beschwerden ganz einfach davonlaufen.

Fest steht: Millionen fühlen sich nicht nur zu dick, sie sind es auch. Sie geben jährlich Milliarden für sogenannte Schlankmacher und Diäten aus. Doch

10 gute Gründe, um schlank zu sein

Schlanksein ist einfach gesünder

> Das Risiko für Diabetes und Herzinfarkt sinkt. Schon fünf bis zehn Prozent weniger Gewicht senken Blutdruck und Cholesterin.
> Sie altern langsamer.
> Sie leben mit ziemlicher Sicherheit länger.
> Sie ersparen sich viele Selbstzweifel und Demütigungen.
> Sie wirken attraktiver.
> Sie haben mehr Spaß am Sex.
> Sie haben mehr Ausdauer.
> Sie sind leistungsfähiger.
> Sie haben bessere Karrierechancen.
> Sie fühlen sich besser, stärker, selbstsicherer, belastbarer.

dann machen die allermeisten schmerzliche Bekanntschaft mit einem Phänomen namens Jo-Jo-Effekt. Was sie mühsam runtergeschmachtet haben, ist bald wieder auf den Hüften. Schlimmer noch: Meist ist sogar noch mehr drauf als vorher.

Eine Diät ist nie ein Spaß, jedenfalls nicht für den, der sie macht. Aber Diäten bieten immerhin jede Menge Stoff zum Spaßen. Den klassischen Konflikt zwischen willigem Geist und schwachem Körper bringt die Kabarettistin Astrid Irmer (alias Herta Schätzig) schadenfroh und selbstkritisch auf die Bühne. Sie, die schon alles ausprobiert hat. Schlimm Fast (Das war awwer net nur fast schlimm, sondern extrem schlimm), Essigdiät (Ess' ich oder ess' ich net) und weiß der Teufel was.

Warum macht Fettleibigkeit viele unglücklich?

Nicht ganz so lustig sind folgende Fakten: Jeder Zweite hierzulande hat Übergewicht, jeder Fünfte bringt mehr als 20 Prozent über dem Normalgewicht auf die Waage, ist also »fettleibig«.

Übergewicht überschattet das Lebensglück vieler Menschen, es kann zur Karrierebremse und zum privaten Martyrium werden – auch wenn es viele nicht wahrhaben wollen. Typisch sind **körperliche Beschwerden** wie

> Erschöpfungszustände
> Leistungsschwäche
> Schweratmigkeit
> Chronische Müdigkeit

und psychische Beschwerden wie

> Konzentrationsschwäche
> Lustlosigkeit

Abnehmen

> Mangelndes Selbstbewusstsein
> Depressive Verstimmungen

Wie leide ich als Übergewichtiger?

Wenn der Leib zum Feind der Seele wird: »Übergewicht war das Gift in meinem Leben. Ich kenne alle Stimmungswechsel, all die Depressionen. Ich kenne das Gefühl, wenn man sich so für seine Figur schämt, dass man morgens gar nicht aufstehen will.«

Eine prominente Übergewichtige, Sarah Herzogin von York, denkt mit Grausen an fette Zeiten zurück. Als manche sie despektierlich Duchess of Pork nannten – Schweinchen-Herzogin. Der Tiefpunkt war erreicht, »als die englische Presse behauptete, laut Umfragen würden 82 Prozent der Männer lieber mit einer Ziege als mit mir schlafen«, bekannte Fergie in einem Weight-Watchers-Vortrag. »Es war schrecklich. Und je mehr ich so was las, desto mehr war ich überzeugt: Ich bin eine Katastrophe. Da gab es für mich dann nur noch eins: essen, essen, essen.« Ein Teufelskreis.

Kann jeder schlank sein oder schlank werden?

»Ich bin nun mal zum Dicksein veranlagt.« Verdammt guter Futterverwerter, schwerer Knochenbau, die Drüsen – viele, die reichlich Hüftgold und Bauchspeck angesetzt haben, bemühen gerne die ungerechte Verteilung genetischer Voraussetzungen. Sie klagen: Mensch, ich nehme ja schon zu, wenn ich bloß an ein Stückchen Schokolade denke! Und andere können futtern so viel sie wollen – und bleiben schön schlank.

Stimmt das? Ist die Neigung zum Dickwerden wirklich angeboren?

Unterschiede im Knochenbau machen allenfalls zwei bis drei Kilo aus. Und an den Drüsen liegt es nur bei zwei von

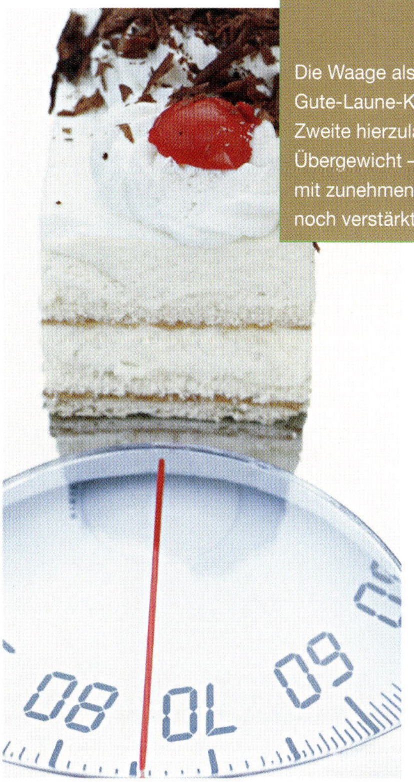

Die Waage als wahrer Gute-Laune-Killer: Jeder Zweite hierzulande hat Übergewicht – was sich mit zunehmendem Alter noch verstärkt.

tausend Übergewichtigen. Immerhin: Bei etwa der Hälfte aller Dicken ist die Anlage tatsächlich genetisch verankert.

Aber das ist noch lange kein Grund zu resignieren und/oder faul die Flügel hängen zu lassen. Denn in jedem Menschen steckt auch die Veranlagung zu einem schlanken Körper. Von Natur aus kann jeder Mensch fit, gesund – und schlank sein. Jedenfalls im Prinzip. Denn unser Stoffwechselprogramm, in dem Vitamine, Mineralstoffe, Eiweißbausteine, Ballaststoffe, Enzyme und Hormone wirken, steuert ein hocheffizientes fettverbrennendes System.

Was hindert uns am Schlanksein?

Leider wird das intelligente Körpersystem von uns selbst oftmals außer Kraft gesetzt. Wie? Durch Bewegungsmangel. Wir unterfordern uns – und deshalb läuft unsere Fettverbrennungsmaschine auf Sparflamme. Wäre zu schön, wenn wir einfach eine Pille einwerfen könnten, die den Stoffwechsel aktiviert. Aber da ist unsere Biologie vor: Der Zündfunke springt so nicht über. Wir müssen den Motor schon selbst starten. Wie? Durch körperliche Aktivität, Bewegung. Laufen ist dafür ideal.

Und noch etwas: Wir brauchen den richtigen Treibstoff. Und zwar das Superbenzin der Kohlenhydrate. Auf diesen Aspekt gehen wir später noch ausführlicher ein.

Was muss ich tun, um schlank zu werden?

Ja, jeder kann schlank werden und für immer schlank bleiben. Allerdings: Für den Erfolg sind zwei Schritte absolut notwendig. Die kann uns niemand abnehmen. Leider geht nix automatisch.

Was kann meinen Abnehmwunsch torpedieren?

> Wenn Sie den Ran-an-den-Speck-Plan ständig vertagen (im Frühjahr fang ich sicher an ... vielleicht vor dem Urlaub ... gleich nach Weihnachten geht's los ...)
> Wenn Sie sich die Figur eines Models zum Vorbild nehmen
> Wenn Sie auf Wunderdiäten vertrauen
> Wenn Sie Mahlzeiten auslassen
> Wenn Sie hungrig einkaufen gehen
> Wenn Sie daheim größere Mengen Süßigkeiten horten
> Wenn Sie Hungerattacken mit Süßigkeiten bekämpfen
> Wenn Sie sich täglich auf die Waage stellen

Abnehmen

> **Der erste Schritt:** Beschäftigen Sie sich mit den Vorgängen Ihres Körpers. Machen Sie sich schlau, wie der Stoffwechsel und die Fettverbrennung funktionieren, was Laufen mit all dem zu tun hat und wie viel Bewegung ein gesunder Körper wirklich braucht.

> **Der zweite Schritt:** Beschäftigen Sie Ihren Körper. Bewegen Sie sich mehr. Laufen Sie. Laufen Sie vor allem regelmäßig und richtig.

Beide Schritte können und müssen Sie selbst gehen.

Im Auftrag von »Brigitte« und dem Bundesministerium für Gesundheit befragte das Forsa-Institut 1000 Frauen zwischen 20 und 60. Das Ergebnis:

- Jede zweite Frau hat mindestens schon einmal eine Diät gemacht.
- Für 41 Prozent ist »FdH« die beliebteste Methode; sie sehen »Friss die Hälfte« jedoch nicht als Diät.
- Immerhin 44 Prozent essen »kalorienbewusst«.
- Allerdings: Mehr als die Hälfte (56 Prozent) setzt auf Fertigkost.
- Nur 29 Prozent kochen »alles frisch«.
- Für 73 Prozent kommt Sport als Mittel zum Abnehmen nicht in Frage.

Vor allem der letzte Punkt zeigt: Da sind bei vielen wohl noch ein paar fundamentale Missverständnisse zu klären.

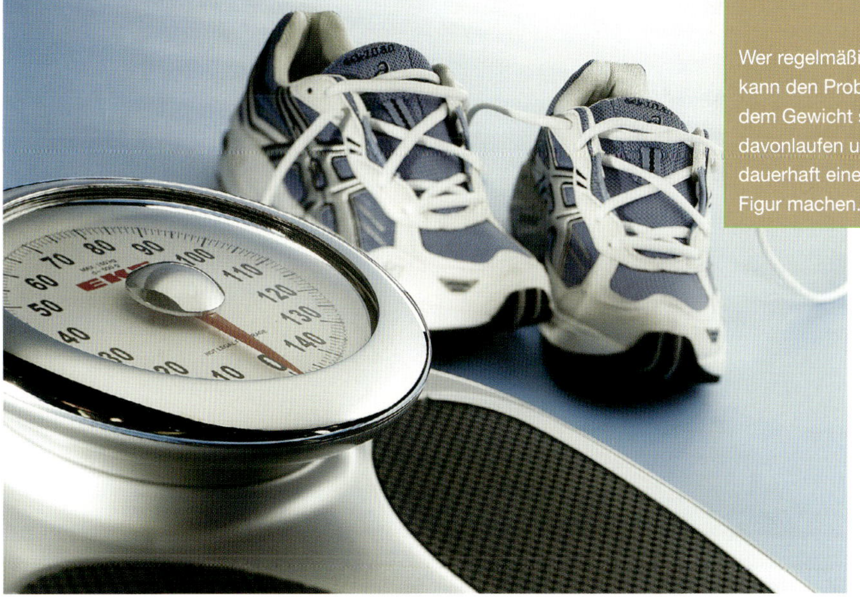

Wer regelmäßig läuft, kann den Problemen mit dem Gewicht spielend davonlaufen und wird dauerhaft eine gute Figur machen.

Warum Bewegung so wichtig ist

Wir müssen zunächst einmal einsehen: Als faule Hunde sind wir eine Fehlkonstruktion. Nein, wir sind wirklich nicht dazu geschaffen, nichts zu tun. Zwar hat sich unser Lebensstil in den letzten Jahrzehnten dramatisch verändert, aber nicht unser Erbgut.

Der Mensch ist ein Bewegungstier. Hunderttausende von Jahren ist er Sammler und Jäger gewesen und musste, um seine Existenz zu sichern, täglich 20 bis 30 Kilometer zurücklegen. Der Körper hat sich an eine hohe Beanspruchung angepasst. Ein zentrales Gesetz der Natur lautete: Greif zu, solange etwas da ist. Der Esstrieb ist unser stärkster Trieb. Evolutionsbiologisch gesehen sind Menschen und Säugetiere nicht für den Überfluss konstruiert, sondern für die Not. In der langen Geschichte der Menschheit hatten nicht die Ranken und Schlanken die besten Überlebenschancen, sondern jene, die die meisten Fettreserven anlegen konnten – wenn es mal Nahrung gab. Sie waren die »Fittesten« und überlebten Hungersnöte.

Erst vor 15 000 Jahren ist der Mensch sesshaft geworden. In der Entwicklungs-

Wer rastet, der rostet. Wissenschaftliche Studien bestätigen, dass Bewegungsmangel der Hauptgrund für zu viele Pfunde ist.

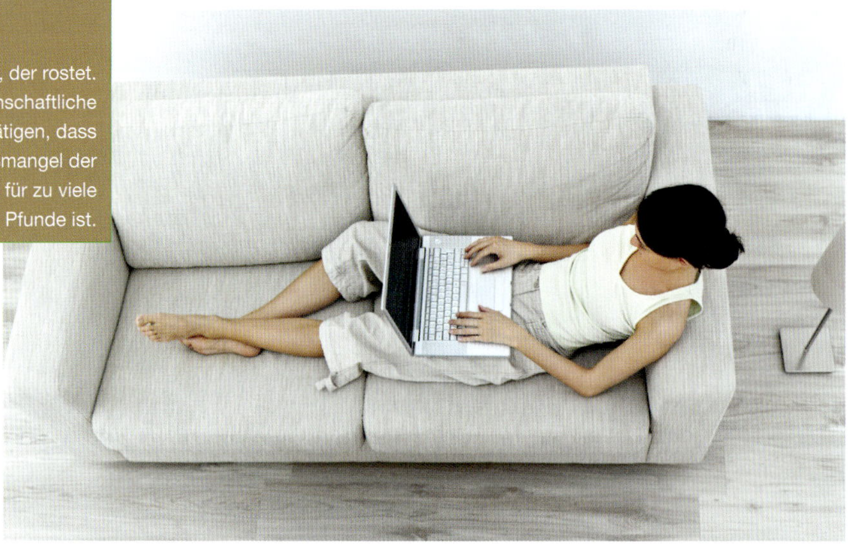

geschichte ist dieser Zeitraum sehr kurz, eine Anpassung der menschlichen Konstitution an die neuen Gegebenheiten konnte noch nicht stattfinden.

Und erst recht nicht an diese ganz besonders bewegungsarme Ära, die vor rund 50 Jahren begann: mit dem Auto zur Arbeit und zum Einkaufen, den ganzen Tag im Büro hocken oder an der Maschine stehen, die Annehmlichkeiten von Lift und Rolltreppe, Fernsehcouch und alle möglichen Geräte, die uns schwere, körperliche Arbeit abnehmen.

Nie hatte es der Mensch besser. Doch die Kehrseite des Fortschritts kennt vermutlich auch jeder – aus eigener Erfahrung.

Kommt Ihnen das bekannt vor? Irgendwie fühlen Sie sich nicht wohl. Sie schlafen schlecht, und tagsüber sind Sie meist müde, manchmal so richtig zerschlagen. Sie können sich nur ganz schwer zu etwas aufraffen. Sie kommen einfach nicht in die Gänge. Die Glieder schmerzen. Sie sind kurzatmig. Manchmal stellen sich Schwindelgefühle ein. All das sind deutliche Symptome für Bewegungsmangel.

Nach welchem Betriebsplan funktionieren wir?

Maschinen nehmen uns die schwere Arbeit ab. Noch vor 100 Jahren war der Mensch mit seiner Muskelkraft zu 90 Prozent am sogenannten Gesamtenergieaufkommen beteiligt. Heute ist die Marke unter ein Prozent abgerutscht. Doch im Betriebsplan unseres Gesamtstoffwechsels ist weiterhin Bewegung vorgesehen. Der Bewegungsdrang von Kindern ist der beste Beweis, dass unsere Erbanlagen unverändert sind.

> Von Natur aus ist der Mensch ein Lauftier – dieser Betriebsplan gilt auch in diesen modernen Zeiten. Folgen Sie also besser Ihrer Natur.

Denn Bewegung ist ein Urinstinkt – zum gesunden Leben. Bewegung macht fit, und Fitness vereinigt den Körper und die Seele zu einem erfolgreichen Team. Körperertüchtigung, also Sport, beflügelt den Geist – das wussten ja schon die alten Griechen. Die Notwendigkeit, sich bewegen zu müssen, haben unsere Urväter in eine einfache Formel verpackt: »Sich regen bringt Segen.«

Welche Folgen hat Bewegungsmangel?

Bewegungsmangel macht schlapp. Nicht einmal ein Drittel der Erwachsenen treibt hierzulande mindestens einmal pro Woche Sport. Von den über 50-Jährigen ist derzeit nicht einmal jeder Fünfte aktiv. Nur rund zehn Prozent der Berufstätigen werden noch körperlich gefordert. Dagegen klagt jeder Zweite über psychischen Stress. Und nur jeder zehnte Erwachsene bewegt sich ausreichend und verbrennt durch sportliche Aktivität pro Woche zusätzlich mindestens 800 Kilokalorien. Ideal wären allerdings 2000 bis 3000 pro Woche.

Klar, wer sportliche Bewegung meidet, riskiert Übergewicht. Mehr als die Hälfte der Deutschen – 65 Prozent der Männer und 50 Prozent der Frauen – ist zu dick, zum Teil sogar dramatisch. Schon ein »kleines Bäuchlein« kann das Becken nach vorn ziehen. Diese kaum sichtbare Veränderung wird später oft für Schmerzen sorgen, weil sich der Abrieb am Hüftgelenk um das Zehnfache erhöht. Vor allem aber ist Bewegungsmangel ein tückischer Energieräuber, dem auch ein Großteil der Lebensfreude zum Opfer fällt.

Simple Formel beim Lauf-dich-schlank-Programm: Sie verbrennen pro gelaufenem Kilometer so viele Kalorien, wie Sie in Kilogramm wiegen.

Zu wenig Bewegung kann weitere fatale Folgen haben: Herzinfarkt, Haltungsschäden und Osteoporose, chronische Müdigkeit, Schlafstörungen oder Bluthochdruck.

Zu viel Futter, zu wenig Bewegung – und dann?

Forscher an der Mayo-Klinik in Rochester (Minnesota) bestätigten mit einem Versuch eindrucksvoll, wie eng regelmäßige Bewegung und Gewicht zusammenhängen. Sie ließen Probanden acht Wochen lang täglich 1000 Kalorien über ihren Bedarf essen. Gleichzeitig durften die Testpersonen ihre Lebensgewohnheiten nicht ändern. Resultat: Manche nahmen bis zu 7,4 Kilo zu, andere nichts.

Ihr Gewicht hielten jene, in deren Alltag Bewegung ohnehin eine große Rolle spielt. Während der Vielfutterphase bewegten sich die Aktiven unbewusst noch mehr und verbrannten so über 90 Prozent der »unnötigen« Kalorien.

Anders die Bewegungsfaulen. Die setzten 70 Prozent der zusätzlichen Kalorien als Körperfett an. Warum? Sie wurden noch träger.

Muss Bewegung immer Höchstleistung sein?

Ganz simple Schlussfolgerung der Mayo-Forscher: Bauen Sie möglichst viel Bewegung in den Alltag ein, das summiert sich. Auch die kleinste Bewegung verbrennt Kalorien.

Nein, Bewegung sollte nichts mit Leistungswahn zu tun haben. Die Formel, der einst Fitnessfanatiker nachrannten, ist purer Unsinn: No pain, no gain (wenn es nicht wehtut, bringt es nix).

Bewegung soll Spaß machen. Bewegung sollte spielerisch sein. Bewegung sollte nicht sein, weil Sie sollen, sondern weil Sie wollen. Weil Bewegung guttut. Laufen Sie. Aber nicht nur, weil Sie bald andere besiegen wollen. Laufen Sie, um sich einen Gefallen zu tun – und den inneren Schweinehund der Bequemlichkeit zu besiegen.

Abnehmen

Wie Abnehmen funktioniert

Zunehmen ist nicht schwer. Wenn Sie jeden Tag bloß läppische 100 Kalorien zu viel essen, macht das übers Jahr eine ganze Menge aus: Sie würden dann immerhin fünf Kilo Körpergewicht zulegen.

Abnehmen ist verdammt schwer. Um ein Kilo abzuspecken, müssen Sie 7000 Kalorien einsparen. Das heißt: ungefähr drei Tage lang Kohldampf schieben. Rein rechnerisch. Denn unser täglicher Bedarf liegt bei rund 2200 Kalorien (für Frauen) bis 2500 Kalorien (für Männer). Nur Schwerstarbeiter und Sportler brauchen deutlich mehr.

Zunehmen ist nicht schwer. Millionen können davon ein Klagelied singen.

Abnehmen dagegen ist wirklich verdammt schwer. Jeder, der jemals eine Diät gemacht hat, kann das bestätigen. Diäten verbieten. Hungern frustriert, verdirbt die Laune, die Lebenslust. Und das Schlimmste: Der Lohn bleibt aus. Denn Hungern macht ja nicht schlank. Im Gegenteil: Jede Diät macht letztlich dick. Unser Körper ist clever: Wenn längere Zeit Nachschub ausbleibt, schaltet der Körper auf Sparflamme, um sich zu schützen. Wenn Sie wieder normal futtern, werden Sie zulegen – Sie werden mehr als vor der Diät draufhaben. Ja, ja, das Phänomen, das unter dem hübschen Namen Jo-Jo-Effekt läuft – da läuft was falsch.

Fachleute sind sich einig, dass es drei bzw. vier wichtige Voraussetzungen für erfolgreiches, dauerhaftes und gesundes Abnehmen gibt.

> **Erstens:** Ich muss es wirklich wollen. Dazu gehört auch die Einsicht, dass Abnehmen keine Sache ist, die mal eben übers Wochenende oder durch 14 Tage Fasten funktioniert. Sie müssen akzeptieren, dass eine vernünftige, dauerhafte Gewichtsabnahme bei etwa zwei bis vier Kilo pro Monat liegt

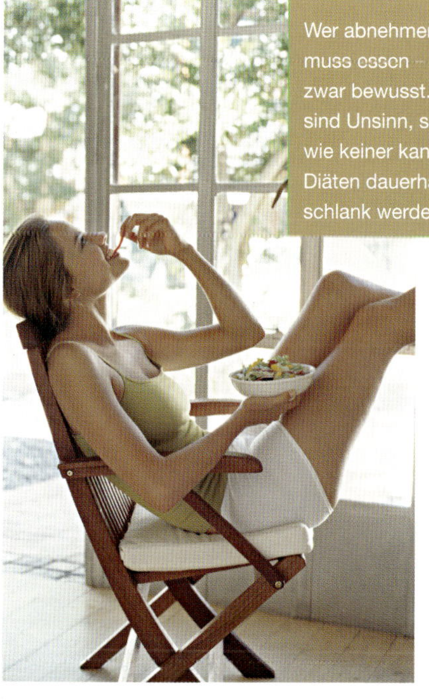

Wer abnehmen will, muss essen – und zwar bewusst. Diäten sind Unsinn, so gut wie keiner kann durch Diäten dauerhaft schlank werden.

und dass Sie zudem ein bisschen an Ihren Lebensgewohnheiten drehen müssen. Wer also 15 Kilo runterbringen will, muss mindestens mit 4 bis 8 Monaten Abnehmzeit rechnen. Alles andere ist unrealistisch – und wäre letztlich auch ungesund.

> **Zweitens:** Ich brauche ein vernünftiges Programm. Planlos hungern – das kann nicht funktionieren. Eine erfolgreiche Abnehmkost sollte satt machen, alle wichtigen Nährstoffe ausreichend liefern und in der Praxis leicht durchführbar sein. Somit scheiden alle einseitigen Diäten aus. Jahrelang wurde »Low Fat« gepredigt, Fett wurde zum Feind Nummer eins erklärt. Dann kam die Low-Carb-Welle (»Atkins-Diät« & Co.), jetzt wurden die Kohlenhydrate als Dickmacher verteufelt. Doch die Erfahrung zeigt, dass extreme Empfehlungen, Verbote und Verzicht letztlich fast immer scheitern. Ein Leben ohne Brot, Kartoffeln, Reis oder Nudeln oder der dauernde Verzicht auf den Geschmacksträger Fett kann ein paar Wochen akzeptiert werden – aber eben nicht dauerhaft. Nur eine vernünftige Mischung macht's.

> **Drittens:** Ich muss mehr Bewegung in mein Leben bringen. Auf dem Weg zum Wunschgewicht ist regelmäßige Bewegung ganz elementar. Als faule Hunde sind wir eine Fehlkonstruktion.

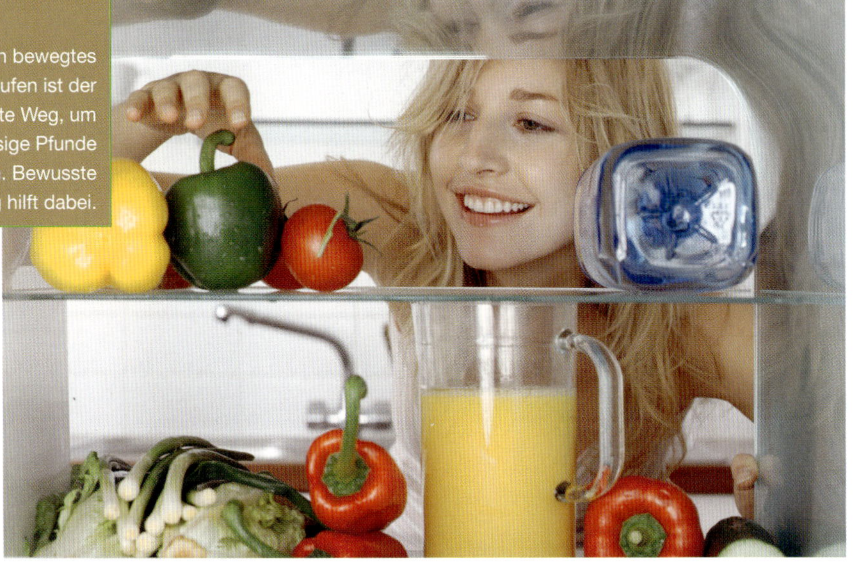

Start in ein bewegtes Leben: Laufen ist der effektivste Weg, um überflüssige Pfunde loszuwerden. Bewusste Ernährung hilft dabei.

Abnehmen

Wir sind nicht dazu geschaffen, nichts zu tun. Zwar hat sich unser Lebensstil in den letzten Jahren dramatisch geändert, aber nicht unser Erbgut. Bewegungsmangel ist wider unserer Natur. Im Betriebsplan unseres Gesamtstoffwechsels ist Bewegung weiterhin vorgesehen. Wer rastet, der rostet, das stimmt wirklich.

Warum macht jeder Gang schlank?

Was glauben Sie: Wie viele Schritte gehen Sie täglich? Na gut, ein Postbote kommt auf etwa 18000 Schritte pro Tag. Und bei einer jungen Mutter und Hausfrau kann sich das tägliche Pensum auch auf 13000 Schritte summieren. Ein Verkäufer ist am Tag ungefähr 5000 Schritte unterwegs. Aber sie sind eher die Ausnahme. Die meisten gehen täglich deutlich weniger: Ein Manager geht etwa 3000 Schritte, eine Rezeptionistin 1200 – und bei vielen Menschen sind es nicht mal 1000 Schritte pro Tag. Das ist natürlich viel zu wenig.

Ideal wären rund 10000 Schritte täglich – so lautet die übereinstimmende Empfehlung von Wissenschaftlern. Vor zwei Jahren startete das Bundesministerium für Gesundheit eine Kampagne für aktiven und gesunden Lebensstil unter dem Motto »3000 Schritte extra«, bei der Sportler und einige Prominente mit gutem Beispiel vorangegangen sind.

Wer seine Aktivität steigern und die Freude an der Bewegung für sich entdecken will, macht mit diesen täglich 3000 Schritten extra schon mal einen guten Anfang. 3000 Schritte extra – das ist zum Beispiel ein schöner Spaziergang (30 bis 45 Minuten). Ein guter Einstieg in ein bewegtes Leben, in dem regelmäßiges Laufen zum Normalfall werden sollte.

> Es gibt nur eine Diät, die wirklich funktioniert: die Bewegungsdiät. Mensch, beweg dich! Nur wer sich bewegt, kann etwas bewegen.

Denn kleine Veränderungen im Alltag zahlen sich aus und summieren sich über den Tag hinweg. Manchmal reicht es ja schon, wenn wir zum Beispiel eine Haltestelle früher aussteigen oder das Auto ein Stück weiter entfernt als nötig parken. Auf diese Weise lassen sich jeden Tag zusätzliche Schritte zurücklegen. Wer zum Beispiel auf den Fahrstuhl verzichtet und täglich 200 Treppenstufen steigt, stärkt schon damit nachweisbar Herz, Kreislauf, Atmung und Stoffwechsel. Gerade für Anfänger ist es hilfreich, Freunde für gemeinsame Aktivitäten an der frischen Luft zu begeistern oder im Verein aktiv zu werden.

Jeder Schritt zählt.

Gehen ist die ursprünglichste und natürlichste Art der Fortbewegung. Wer geht, muss sich nicht groß anstrengen. Es passiert so einfach wie das Atmen.

10 Tipps – mehr Bewegung in den Alltag bringen

Jeder Schritt zählt, jede Aktivität ist wirksam, denn sie verbrennt zusätzliche Kalorien und wirkt sich positiv auf die Form aus. Nutzen Sie also jede Chance auf mehr Bewegung in Ihrem Alltag. Überwinden Sie die Trägheit und Ihre allzu bequemen Gewohnheiten. Möglichst oft. Bewegen Sie sich! Wann immer es geht.

> Auf dem Weg zur Arbeit: Lässt es sich einrichten, dass Sie mit dem Fahrrad fahren? Sind Sie auf öffentliche Verkehrsmittel angewiesen? Könnten Sie nicht eine Station früher aussteigen?
> Stehen Sie im Bus oder in der Bahn, statt zu sitzen.
> Gehen Sie Treppen, statt Fahrstühle zu nehmen. Nehmen Sie zwei Stufen auf einmal.
> Stehen und gehen Sie beim Telefonieren (fördert klares Denken).
> Stehen Sie zwischendurch immer mal auf, vertreten Sie sich Ihre Beine oder wippen Sie auf Ihren Zehen.
> Stehen und gehen Sie beim Vortragen (Konferenzen).
> Nutzen Sie die Mittagspause zu einem Spaziergang.
> Gehen Sie zwischendurch ein paar Minuten mit höherem Tempo (Walking).
> Gehen Sie, wenn es geht, zu Nachbarn oder Kollegen, statt zu telefonieren.
> Verzichten Sie – wenn es geht – bei Besorgungen aufs Auto. Gehen Sie zu Fuß oder nehmen Sie das Fahrrad.

Über Jahrtausende hinweg gehörte es zum Alltag des Menschen, weite Strecken zu Fuß zurückzulegen. Noch vor drei Generationen waren 20 Kilometer täglich gang und gäbe.

Wenn wir viele kleine Schritte gehen, tun wir unserem Körper damit einen großen Gefallen. Schließlich ist er ein kleines Wunderwerk an Muskeln, Sehnen und Knochen und auf nichts besser eingerichtet, als in Bewegung zu sein. Wie gesagt: Der Mensch ist weiterhin ein Bewegungstier.

Wer weiß schon genau, wie viel er tatsächlich in Bewegung ist. Meist wird die tägliche Gehstrecke maßlos überschätzt. Eine gute und zugleich motivierende Kontrollmöglichkeit ist zum Beispiel ein Schrittzähler. Damit lässt sich die eigene Körperaktivität zuverlässig messen und zum Beispiel auch der Wunsch abzunehmen sinnvoll unterstützen.

Abnehmen

Kann ein Schrittzähler als Bewegungsmotivator helfen?

Ja, und wie! Die kleinen, technisch ausgereiften Digitalschrittzähler halten die Anzahl der Schritte beim Gehen, beim Walken oder Laufen, die zurückgelegte Strecke, die Zeit und auch die verbrauchten Kalorien exakt fest. Die Daten werden automatisch über sieben Tage gespeichert, sodass das Verhältnis von Bewegung, Kalorienverbrauch und Gewichtsreduktion gut nachvollzogen werden kann.

Durch die moderne Technologie kann dieser Schrittzähler übrigens auch ganz genau unterscheiden, ob der Sportsfreund tatsächlich auf eigenen Beinen unterwegs ist oder ob die Bewegung nur durch externe Erschütterungen entstehen – etwa beim Autofahren.

Was bewirkt Bewegung?

Die wunderbaren Auswirkungen kann man nicht oft genug wiederholen: Ihre Gefäße sind frei von Verkalkung. Ihr Blut ist dünner, es fließt besser. Ihre Lunge ist gesund, das Herz stark. Sie sind Milliardär – gemessen an der Zahl der roten Blutkörperchen, die mehr Sauerstoff transportieren können und das Immunsystem schützen.

Laufen oder eine andere Aktivität – Hauptsache Sie kommen mindestens dreimal, besser viermal die Woche eine halbe Stunde oder mehr ins Schwitzen. Dabei wird der Körper mit Sauerstoff geflutet, der Stoffwechsel angekurbelt.

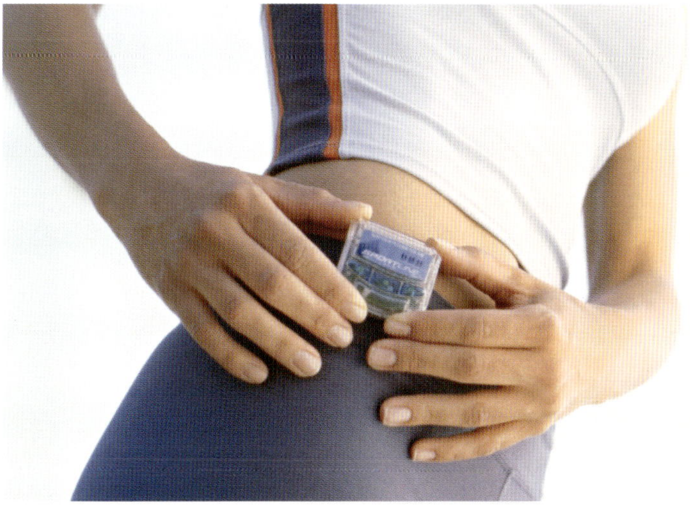

Der Schrittzähler als kleiner Motivator: ideal, wenn Sie täglich auf etwa 10 000 Schritte kommen. Machen Sie Bewegung zu Ihrem Lebensstil.

Wie unser Stoffwechsel funktioniert

Unser Körper braucht rund um die Uhr Energie, selbst in völliger Ruhe. Für Atmung und Verdauung, um Blutfluss und Nervensystem zu steuern, die Muskulatur zu koordinieren, die Betriebstemperatur (Körperwärme) zu regulieren, um die Zellen zu erneuern und die Organe zu reinigen, das Immunsystem auf Standby zu halten – und vor allem auch, um das Herz, diesen kleinen, großartigen Motor unseres Lebens, zu betreiben. Um also den komplizierten Kreislauf und alle wichtigen Lebensvorgänge zuverlässig in Gang zu halten.

Wie viel Kalorien verbrennt der Körper täglich?

Für die Erhaltung der wichtigen Vitalvorgänge und lebenserhaltenden Funktionen – um zu gehen und zu laufen, um zu atmen und zu verdauen – braucht der Körper 50 bis 70 Prozent der Energie. Diesen Energiebedarf nennt man Grundumsatz. Bei Frauen sind das im Durchschnitt rund 1400 Kalorien. Bei Männern ist der Grundumsatz rund zehn Prozent höher, weil sie mehr Muskelmasse besitzen und Muskeln den meisten

Gewichtsreduzierung muss nicht Verzicht bedeuten. Sie müssen bloß mehr Kalorien verbrennen, als Sie über die Nahrung aufnehmen.

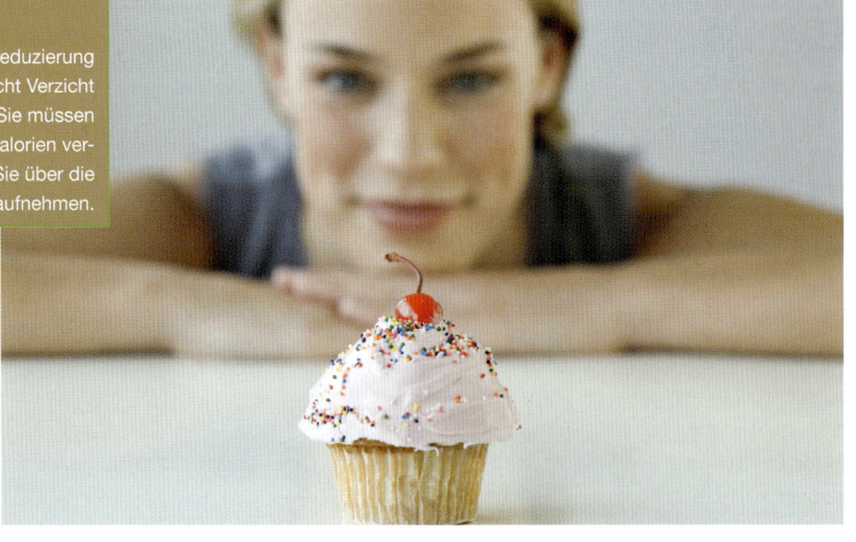

Energiebedarf haben. Im Lauf der Jahre sinkt der Grundumsatz. Warum? Weil die Muskelmasse mit den Lebensjahren kontinuierlich abnimmt.

Welche Rolle spielt die Leistung?

Bei jeder Maschine gilt: Je mehr sie arbeitet, desto mehr Energie benötigt und verbraucht sie. Das ist bei uns nicht anders. Diese von der Tätigkeit abhängige Energie nennt man Arbeitsumsatz.

Ein Schwerarbeiter, zum Beispiel ein Bergbauer oder ein Radrennfahrer, verbraucht für sein anstrengendes Tagwerk mindestens noch mal 3000 bis 5000 Kalorien; ein Sitzriese auf seinem Bürostuhl allenfalls zusätzliche 500 Kalorien.

Auch hier ist die Rechnung ganz einfach: Wer seinem Körper wenig Bewegung bzw. Arbeit zumutet, braucht auch wenig Energie und verbrennt schließlich weniger Kalorien.

Übrigens: Der Energieverbrauch des Körpers wird oft überschätzt. Das ist für jene enttäuschend, die Folgendes glauben: Ab und zu, vielleicht mal am Wochenende, ein bisschen Training genügt schon, um abzunehmen, um schlank zu werden und um schlank zu bleiben. Und sonst könnte ja alles beim Alten bleiben, einschließlich der bewährten (schlechten) Ernährungsgewohnheiten. Doch leider ist nachhaltiges Abnehmen nicht ganz so einfach.

Wie lässt sich der persönliche Kalorienbedarf ausrechnen?

Grundumsatz plus Arbeitsumsatz – das ist also unser Energiebedarf. Der Grundumsatz ist abhängig von Geschlecht, Alter, Größe und Gewicht; der Arbeitsumsatz von der Art und der Intensität unserer Aktivitäten.

Und so ermitteln Sie Ihren persönlichen Kalorienbedarf:

> **Für 18- bis 30-Jährige:**
14,7 x Gewicht + 496 = Grundumsatz

> **Für 31- bis 60-Jährige:**
8,7 x Gewicht + 829 = Grundumsatz

Um den Gesamtbedarf zu errechnen, müssen Sie den Grundumsatz mit Ihrem Leistungsfaktor multiplizieren.

> **Für Kopfarbeiter,** die meist sitzen, stehen, Auto fahren, wenig Sport treiben, gilt: Grundumsatz x 1,4.

> **Für gemäßigt Aktive,** die im Büro arbeiten, aber sportlich nicht faul sind, gilt: Grundumsatz x 1,7.

> **Für sehr Aktive,** die körperlich hart arbeiten und sportlich mehr als viermal pro Woche unterwegs sind, gilt: Grundumsatz x 2,0.

Mit dieser Formel lässt sich annähernd jene tägliche Kalorienzahl errechnen, mit der Sie Ihr Gewicht konstant halten können.

Bewegung verändert die Körperchemie. Durch regelmäßiges Laufen wird der Stoffwechsel um sage und schreibe 25 Prozent erhöht.

Wo die überflüssigen Pfunde herkommen

Es ist ein großer Irrtum, dass uns Essen dick macht. Kein Nahrungsmittel allein macht fett, weder Sahne noch Schokolade noch Saucen. Fett werden wir nur, wenn wir mehr Kalorien futtern, als wir durch Aktivität verbrauchen.

Wir essen, um dem Körper das nötige Material für die ständige Erneuerung seiner Zellen und Brennstoff für unser tägliches Tun und für die nötige Denkarbeit zu liefern. Nahrung ist vor allem Brennmaterial, um die Millionen kleiner Motoren, unsere Muskelzellen (Mitochondrien), anzufeuern. Die liefern uns Energie, damit der Körper seinen komplizierten, anspruchsvollen 24-Stunden-Arbeitstag leisten kann.

Welche Abnehmstrategien gibt es?

Die Rechnung ist im Prinzip ganz einfach. Wer ständig mehr Kalorien aufnimmt, als er verbraucht, wird auf Dauer garantiert dick. Eine Gewichtsreduzierung ist folglich eine reine Rechenaufgabe. Wenn Sie also abnehmen wollen, haben Sie zwei Möglichkeiten:

> **Die erste Methode:** Sie dürfen dem Körper nicht mehr so viel, nicht mehr zu viel Brennstoff zuführen; Sie müssen also klüger essen.

> **Die zweite Methode:** Sie müssen mehr verbrennen als bisher; Sie sollten sich also mehr bewegen. Sehr gut, dass Sie künftig regelmäßig laufen.

Welche Grundgesetze gelten beim Abnehmen?

> Ändern Sie schrittweise, aber konsequent Ihre Lebensweise und Ihre alltäglichen Ernährungsgewohnheiten.

> Essen Sie weniger Fett und Süßes.

> Essen Sie mehr Obst, Gemüse und Kohlenhydrate.

> Essen Sie abwechslungsreich und mit Genuss.

> Verteilen Sie Ihre Nahrung auf fünf Mahlzeiten am Tag.

> Trinken Sie weniger Alkohol.

> Schränken Sie das Naschen zwischendurch ein.

> Trinken Sie jeden Tag gut zwei Liter Wasser.

> Bewegen Sie sich so viel wie möglich.

Abnehmen

Welche Methode ist am erfolgreichsten?

Am zuverlässigsten nehmen Sie ab, wenn Sie beide Methoden clever kombinieren. Wenn Sie sich also künftig mit Leichtkost ernähren und mehr Bewegung in den Alltag einbauen. Praktisch heißt das: Sie ändern Ihre Lebensgewohnheiten.

Übrigens: Menschen, die regelmäßig laufen, tun dies ganz automatisch, weil ihr Körper es verlangt. Laufen weckt die sogenannte somatische Intelligenz. Das ist unsere innere Weisheit – die Weisheit des Körpers. Er verlangt instinktiv, was er wirklich braucht – wenn wir diesen Instinkt nicht mit Gelüsten verwechseln, die eher im Kopf entstehen.

Die meisten Läufer geben das Rauchen auf. Sie hören auf das, was ihnen der Körper signalisiert, sie beginnen vernünftiger und bewusster zu essen: mehr Kohlenhydrate und Eiweiß, weniger Fett, mehr Obst und Gemüse, weniger Fleisch.

Laufen ist also die beste Diät, wenn Sie abnehmen und auf Dauer schlank bleiben wollen.

Übrigens: Diät – dieses Zauberwort kommt aus dem Griechischen (diaita) und bedeutet streng genommen nicht Kohldampfschieben, sondern vielmehr eine »gemäßigte, vernünftige Lebensweise«.

Somatische Intelligenz ist unsere innere Weisheit. Der Körper verlangt instinktiv, was er wirklich braucht. Anders Gelüste: Sie entstehen im Kopf.

Warum Diäten Unsinn sind

Jede zweite Frau, jeder fünfte Mann hat mindestens schon einmal im Leben eine Diät gemacht. Oftmals mit sichtbarem Erfolg – aber der Erfolg war nur kurzfristig. Langfristig stellt sich fast immer großer Frust ein.

Diäten sind verführerisch. Denn zunächst läuft alles wie gewünscht. Rasch geht das Gewicht runter. Doch was geht denn da verloren? Fett? Nein. Es ist vor allem Wasser, in den Kohlenhydraten gebundenes Wasser.

Davon ist relativ viel im Körper gespeichert: In jedem Gramm der sogenannten Glykogenreserven in Leber und Muskeln werden ca. 2,7 Gramm Wasser gebunden. Wenn wir diäten, also keine Kohlenhydate mehr zuführen, werden erst mal die Depots geleert – und der Körper verliert jetzt vor allem Wasser. Dieser Wasserverlust macht in den beiden ersten Wochen einer strengen Diät über die Hälfte des verloren gegangenen Gewichts aus.

10 Tipps – Hunger und den Jo-Jo-Effekt vermeiden

1. Vergessen Sie jede Art von Diät. Stellen Sie stattdessen Ihre Ernährung um. Und zwar dauerhaft.

2. Radikalkuren schaden erwiesenermaßen nur. Denken Sie daran, dass Sie Ihr Übergewicht langsam zugelegt haben. Also sollten Sie akzeptieren, dass Sie es auch nur langsam verlieren.

3. Essen Sie sich satt – mit Obst, Brot, Gemüse. Fett macht fett. Also meiden Sie Fettes, wann immer es geht.

4. Lernen Sie, auf Ihren Körper zu hören. Fragen Sie sich in kritischen Momenten: Habe ich wirklich Hunger?

5. Essen Sie langsam und achten Sie darauf, wann Sie satt sind.

6. Verbote sind verboten. Verbannen Sie nichts, was Sie mögen. Also kein Totalverzicht von Süßigkeiten, sonst werden Sie bald vom Heißhunger terrorisiert.

7. Machen Sie das für sich klar: Was immer Sie tun – Sie tun es nur für sich. Sie stellen Ihre Gewohnheiten nicht für andere um – Sie wollen nur sich einen Gefallen tun.

8. Seien Sie großzügig mit sich. Selbst wenn Sie zwischendurch mal über die Stränge schlagen – na und? Wichtig ist: Behalten Sie Ihr Ziel im Auge, verfolgen Sie es langfristig, geduldig, beharrlich.

9. Vor allem: Bewegung – so viel es geht. Durch Training kurbeln Sie den Stoffwechsel an und Sie verbrennen zusätzlich Energie.

10. Bleiben Sie mit Spaß bei der Sache. Nur was Spaß macht, hat Erfolg. Seien Sie keinesfalls dogmatisch. Versuchen Sie, sich Spaß und Genuss zu erhalten.

Abnehmen

Wie reagiert der Körper auf eine Diät?

Der Anfangserfolg einer Diät ist nichts weiter als eine schöne Illusion. Fatale Nebenwirkung: Mit der körpereigenen Flüssigkeit gehen auch wertvolle Mineralstoffe flöten. Die unerwünschten Begleitsymptome sind dann Müdigkeit, Nervosität und Kopfschmerzen.

Hungern geht gewaltig auf den Geist, verdirbt die Laune und die Lebenslust. Selbst auferlegte Askese macht Verbotenes nur reizvoller. Die Gedanken sind total aufs Essen fixiert – alles dreht sich um diesen elenden Zustand des Kohldampfschiebens. Da bleibt kaum Energie für spontanen Spaß, entspannende Hobbys oder Freunde.

So leicht lässt sich unser Organismus nicht überlisten. Der Körper reagiert noch wie zu Urzeiten. Für unsere Vorfahren war die Nahrung knapp. Wer in fetten Zeiten viel in der Schwarte speichern konnte und in kargen Monaten die angefutterten Reserven nur sparsam verbrannte, hatte einen Überlebensvorteil. Noch immer tut unser Körper alles, um wie ehedem seine Fettpolster für schlechte Zeiten zu sichern.

Der Körper kann noch immer nicht zwischen unserem Abnehmwunsch und einer echten Hungersnot unterscheiden – leider. Wenn wir also fasten oder streng diäten, schaltet der Körper vorsorglich auf Sparflamme.

Durch Magerkost kommt ein verhängnisvoller Kreislauf in Gang. Der Ausstoß von Leptin wird verringert. Dieses Hormon stimuliert normalerweise den Körper, abgelagertes Fett abzubauen. Der Grundumsatz wird dadurch gedrosselt – also der notwendige Energiebedarf, um den Stoffwechsel und alle Körperfunktionen aufrechtzuerhalten (Atmung, Verdauung, Herzschlag usw.) Zudem fördert Gewichtsverlust durch Radikaldiäten die Arterienverkalkung, Gallensteine, Hormonschwankungen drohen.

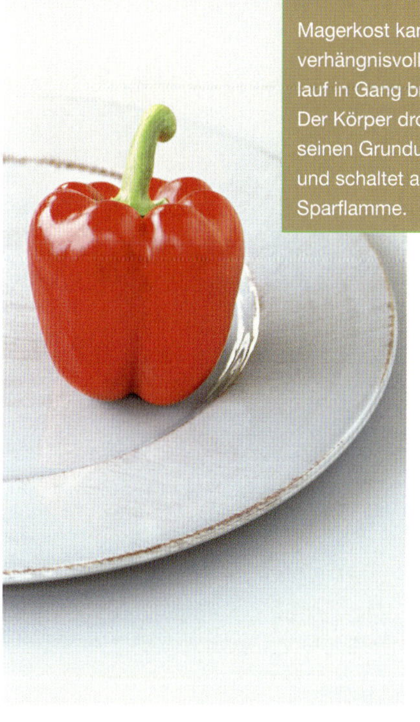

Magerkost kann einen verhängnisvollen Kreislauf in Gang bringen. Der Körper drosselt seinen Grundumsatz und schaltet auf Sparflamme.

Warum machen Diäten schlapp?

Diäten sind gefährlicher Unsinn. Sie führen zu Frust, Konzentrationsschwäche und Leistungsabfall. Das hängt auch mit dem Verlust von Eiweiß zusammen. Um Energie zu gewinnen, greift der Körper nicht etwa auf die Fettdepots zurück, sondern holt sich die Power aus körpereigenem Protein. Täglich wandelt er 200 Gramm wertvollstes Körpereiweiß (vor allem aus der Muskulatur) zu Glukose um – um die zu verheizen. Erst nach zwei Wochen greift der Organismus (endlich!) seine Fettreserven an.

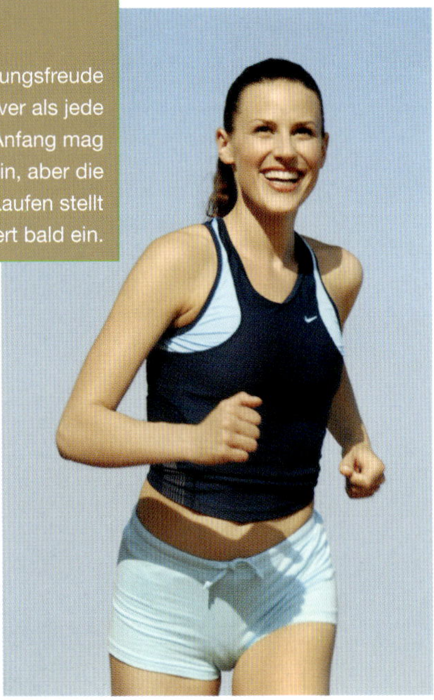

Bewegungsfreude ist effektiver als jede Diät. Aller Anfang mag schwer sein, aber die Lust am Laufen stellt sich garantiert bald ein.

Wie ist das mit dem Jo-Jo-Effekt?

Wer sich weniger Kalorien gestattet, nimmt zwar ab. Aber das löst keinesfalls Gewichtsprobleme. Im Gegenteil. »Die meisten Diäten machen dick«, bestätigt Thomas Klusmann, Sprecher der Deutschen Gesellschaft für gesundes Leben. Statistiken zeigen: Nach der mühsamen Abspecktortur schnellt das Gewicht bei 80 Prozent wieder zurück auf das ungewollte Maß – und meist noch mehr. Das ist der berüchtigte Jo-Jo-Effekt.

Den Grund dafür kennen Sie jetzt. Während einer Diät wird der Energieverbrauch stark gedrosselt, der Körper kommt mit weniger Kalorien aus. Diese Situation kann mindestens eine Woche oder mehr andauern. Selbst wenn Sie nur ähnlich viel essen wie vor der Diät, essen Sie viel mehr, als der an Schmalkost gewöhnte Körper jetzt braucht. Die Folge: Der Körper greift sich dankend den Überschuss und füllt seine Fettdepots wieder auf.

Es gibt nur eine Diät, die funktioniert – die Bewegungsdiät. Rüsten Sie Ihren Körper zu einer Fettverbrennungsmaschine um. Wie das geht? Ganz einfach: Bewegen Sie sich regelmäßig! Laufen Sie. Wenn die Muskeln dabei mit reichlich Sauerstoff versorgt werden (aerober Bereich), bilden sich Millionen jener Enzyme, die schließlich wunschgemäß Fett verbrennen.

Abnehmen

Wie kriege ich denn nun mein Fett weg?

Prinzipiell ist Fett eine geniale Erfindung der Evolution. Fett ist Polstermaterial und Wärmespender, Fett absorbiert und schützt so die Organe gegen Schocks. Die Fettmoleküle (Triglyzerine) sind geballte Kraft, eine konzentrierte, nahe zu unerschöpfliche Energiequelle. Ein Gramm Fett liefert neun Kalorien – also mehr als doppelt so viel wie Kohlenhydrate und Eiweiß.

Allerdings: Fett ist auch die Ursache von vielen Übeln.

Alles ist in Ordnung, wenn wir nur so viel essen, wie wir verbrauchen. Dann schwillt die Zelle an und schrumpft wieder. Wer mehr futtert, als er verbraucht, setzt einen verhängnisvollen Kreislauf in Gang: Die Fettzellen vergrößern sich allmählich. Wenn der Fettgehalt des Körpers rund 30 Kilo beträgt, beginnt der Organismus neue Zellen zu produzieren – um den Über-Überschuss speichern zu können.

Wo bleibt der Stoff, aus dem die Pfunde sind?

Aus den überschüssigen Energiereserven baut unser Organismus Körperfett auf, das Schutzfunktionen erfüllt, aber auch Ursache für Zivilisationskrankheiten ist. Fett wird nicht nur auf den Rippen, auf Hüfte und Bauch gespeichert, sondern auch in der Leber, sogar im Gehirn. Klar, das stört den Infotransport zwischen den Gehirnzellen, Denkprozesse und Konzentration leiden.

Von der Verfettung besonders betroffen ist das ein paar Tausend Kilometer lange Netz unserer Gefäße, also die Blutbahnen. Die menschliche Leistungsfähigkeit lässt sich vor allem an der optimalen Durchblutung und Sauerstoffdurchflutung aller Organe feststellen. Aber wie wollen wir Höchstleistung bringen, wie voller Energie und Kreativität sein, wenn die Gefäßwände verkleistert sind oder zu verstopfen drohen – mit Fett?

> Diät – das Zauberwort (von griechisch diaita) bedeutet nicht Darben, sondern vielmehr eine »gemäßigte und vernünftige Lebensweise«.

Warum ist zu viel Körperfett gefährlich?

Zu viel Fett macht fett. Wir sind von Feinden umzingelt. Es können beim Erwachsenen bis zu 500 Milliarden sein – Fettzellen (Adipozyten), deren Natur es ist, Fett zu speichern, möglichst Nahrungsfette, die verdaut und mehrfach umgebaut über den Blutstrom ihren Weg dorthin finden. Fettzellen sind auf Speicherung für schlechte Zeiten programmiert, sie füllen sich mit den Triglyzeriden auf, blähen sich auf und wachsen zu den größten Zellen des Körpers.

Zu viel ist einfach zu viel. Zu viel Fett macht nicht nur unglücklich, zu viel ist vor allem auch eine ungesunde Zumutung für den Organismus.

Wir sind nur leistungsfähig, wenn alle Organe optimal durchblutet, mit Sauerstoff durchflutet werden. Wir können kaum energievoll und kreativ sein, wenn unsere Gefäßwände fettverkleistert sind. Nicht zuletzt aus diesem Grund müssen wir Fett verbrennen. Und zwar möglichst regelmäßig.

Die Formel fürs persönliche Traumgewicht

Der Zeiger auf der Waage hat wenig Aussagekraft. Am genauesten können Sie Ihr Idealgewicht bestimmen, wenn Sie mit dem Body-Mass-Index (BMI) rechnen. Um den BMI auszurechnen,

Körperfettanteil in Prozent

	Alter	Sehr gut	Gut	Mittel	Schlecht
MÄNNER	20 bis 24	10,8	14,9	19,0	23,3
	25 bis 29	12,8	16,5	20,3	24,3
	30 bis 34	14,5	18,0	21,5	25,2
	35 bis 39	16,1	19,3	22,6	26,1
	40 bis 44	17,5	20,5	23,6	26,9
	45 bis 49	18,6	21,5	24,5	27,6
	50 bis 59	19,8	22,7	25,6	28,7
	60 und älter	20,2	23,2	26,2	29,3
FRAUEN	20 bis 24	18,9	22,1	25,0	29,6
	25 bis 29	18,9	22,0	25,4	29,8
	30 bis 34	19,7	22,7	26,4	30,5
	35 bis 39	21,0	24,0	27,7	31,5
	40 bis 44	22,6	25,6	29,3	32,8
	45 bis 49	24,3	27,3	30,9	34,1
	50 bis 59	26,6	29,7	33,1	36,2
	60 und älter	27,4	30,7	34,0	37,3

brauchen Sie vielleicht einen Taschenrechner. Doch diese auf den ersten Blick komplizierte Formel berücksichtigt die Größe eines Menschen angemessen: das Körpergewicht in Kilogramm geteilt durch das Quadrat der Körpergröße in Metern.

$$\text{BMI} = \frac{\text{Körpergewicht in kg}}{\text{Körpergröße in m}^2}$$

Welche Bedeutung hat mein BMI-Wert?

Der Body-Mass-Index zeigt an, ob Ihr Gewicht zu Ihrer Größe passt.

> BMI-Sollwert bei Männern: 20 bis 25
> BMI-Sollwert bei Frauen: 19 bis 24
> BMI unter 19 bedeutet: leichtes Untergewicht
> BMI 25 bis 30 bedeutet: leichtes Übergewicht
> BMI über 30 bedeutet: starkes Übergewicht (Adipositas)

Körperfett ganz genau bestimmen

Doch auch der Body-Mass-Index allein liefert noch kein zuverlässiges Bild über Ihren körperlichen Zustand. Maßgeblich ist vor allem der Fettanteil im Körper. Diesen können Sie mit einer Fettzange (Caliper) messen. Zuverlässiger funktionieren jedoch elektronische Waagen. Sie stellen sich da einfach mit nackten Füßen drauf. Mit Hilfe von Schwachstrom wird der Widerstand der Zellen gemessen und so der prozentuale Körperfettanteil exakt bestimmt.

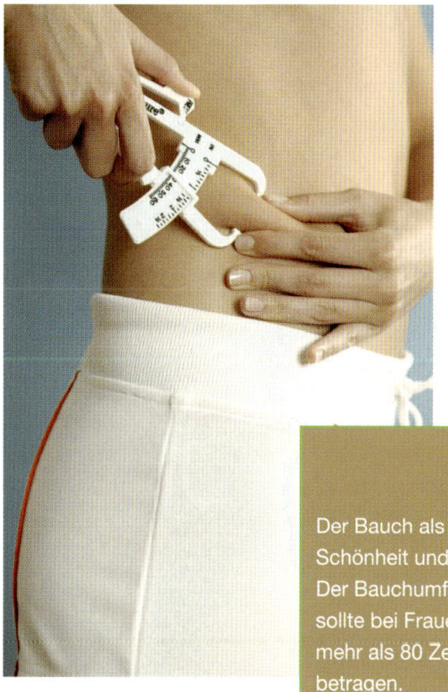

Der Bauch als Maß für Schönheit und Vitalität. Der Bauchumfang sollte bei Frauen nicht mehr als 80 Zentimeter betragen.

Was sagt mir der Bauchumfang?

Der Bauchumfang ist auch eine gute Maßeinheit, um das Gesundheitsrisiko zu taxieren. Bei Frauen besteht bis zu 80 Zentimeter Bauchumfang kein Risiko, ab 80 Zentimeter ein leichtes Risiko, ab 88 Zentimeter ein stark erhöhtes Risiko und ab 98 Zentimeter Bauchumfang wird es gefährlich.

Warum der Bauchumfang wichtig ist

Der Bauch ist Stoffwechselzentrale und Schönheitsideal. Um die Energie, die wir mit der Nahrung zuführen, aufnehmen zu können, bildet der Körper im Bauch viele Milliarden Fettzellen. Bei Dicken sind es zwei- bis dreimal mehr als bei Normalgewichtigen. Sind die Fettzellen erst einmal da, ist es nicht leicht, sie wieder loszuwerden. Zwischen dem 25. und dem 65. Lebensjahr legt jeder Zweite durchschnittlich rund 15 Kilo zu. Aber nicht nur das Zuviel zählt, sondern auch das Wo. Mediziner unterscheiden zwischen Apfel- und Birnentyp. Letzterem lassen sich vor allem Frauen zuordnen, sie ärgern sich über kräftige Oberschenkel und einen dicken Po, obschon sie oftmals eine schmale Taille haben.

Schlimmer ist, wenn sich das Körperfett wie beim Apfeltyp besonders in der Körpermitte verteilt. Mit dem sogenannten mittleren Ring ist das Risiko für Herz-Kreislauf- und Gefäßerkrankungen oder Diabetes mellitus ungleich höher. Die Stoffwechselaktivität wird beeinflusst, denn mehr Bauchfett ist gleichbedeutend mit mehr Fett an den inneren Organen. Inneres Bauchfett wirkt sich ungünstig auf die biochemischen und hormonellen Abläufe im Körper aus, die mit dem Fettstoffwechsel zu tun haben.

Anders als das Fett an Hüfte oder Oberschenkeln führt inneres Bauchfett zu Störungen des Blutzuckers, des Fettstoffwechsels und des Blutdrucks. Fettgewebe produziert Entzündungszellen und Immunzellen, die dann die Innenschicht der Gefäße verändern. Gefäßverkalkungen, die Arteriosklerose, drohen.

Wann ist man denn zu üppig? Lange Zeit galt der Body-Mass-Index (BMI) als unfehlbare Richtlinie, um mögliche Gesundheitsrisiken, die durch Übergewicht entstehen, zu erkennen. Die beste Methode, den inneren Bauchfettanteil zu ermitteln, ist die Bauchumfangsmessung. Das kann jeder selbst machen:

> Messen Sie morgens mit nüchternem Magen, im Stehen und mit freiem Oberkörper.
> Legen Sie das Maßband genau in die Mitte zwischen dem unteren Rippenbogen und dem Beckenkamm an und messen Sie in gerader Linie (meist ist das leicht oberhalb des Bauchnabels).
> Lesen Sie den Bauchumfang bei leicht ausgeatmeter Position ab.
> Das Gesundheitsrisiko beginnt bei Frauen schon ab 80 cm.
> Bei mehr als 88 cm besteht für Frauen ein deutlich erhöhtes Risiko für Herz-Kreislauf-Erkrankungen und Diabetes mellitus (Männer: ab 102 cm).

Wie ich effektiv Fett verbrennen kann

Ganz einfach: durch Bewegung. Wenn Sie sich regelmäßig ganz leicht, ganz locker bewegen, wenn der Muskel dabei mit reichlich Sauerstoff versorgt wird (aerober Bereich). Wie gesagt: Nur bei Sauerstoffüberschuss bilden sich Millionen jener kleinen Abnehmhelfer, dieser fettvernichtenden Enzyme.

Fett kann nicht im Knochen verbrennen, nicht im Gehirn und nicht in der Leber – Fett verbrennt einzig und allein im Muskel. Wenn Sie also eine Zeit lang nicht trainieren, rosten Sie gewissermaßen ein. Denn die zuckerverbrennenden Enzyme funktionieren lebenslang, doch diese fettverbrennenden Enzyme bleiben uns nur erhalten, wenn wir sie wirklich fordern und benutzen. Sonst werden sie zu Aminosäuren gespalten. So sieht das der menschliche Konstruktionsplan nun mal vor.

Fettabbau braucht seine Zeit. Immerhin stecken in einem Kilogramm Fett rund 7000 Kilokalorien – das ist genügend Energie für zwei, drei Tage schwere Körperarbeit.

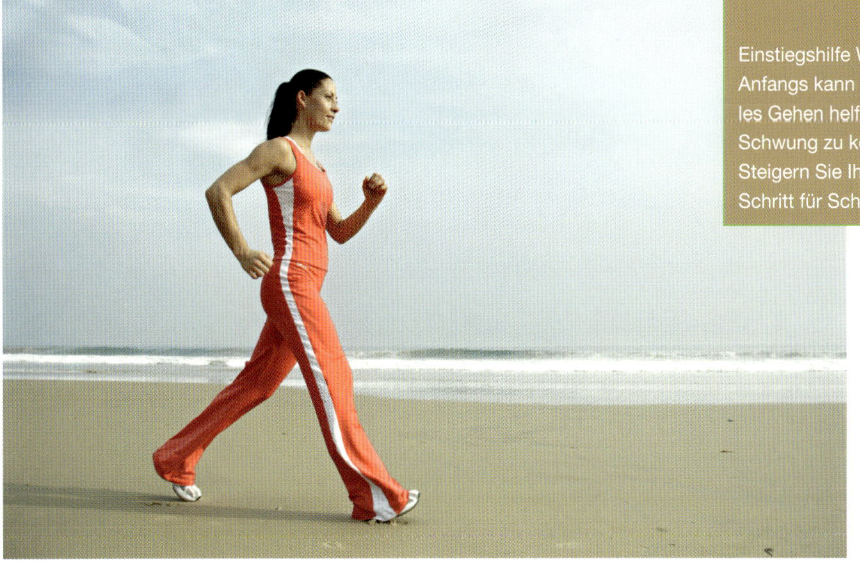

Einstiegshilfe Walking: Anfangs kann schnelles Gehen helfen, in Schwung zu kommen. Steigern Sie Ihr Training Schritt für Schritt.

Was verbrennt der Körper bei Sauerstoffnot?

Wenn wir außer Atem geraten, also in den anaeroben Bereich kommen – geht der Körper ein Sauerstoffdefizit ein. Er schaltet automatisch von Fett- auf Zuckerverbrennung um. Bei Tennis, Squash oder Fußball – bei allen Stop-and-go-Sportarten trainiert der Körper vor allem also eins: Er geht an die (wertvollen) Zuckerreserven. Lästiges Fett bleibt unangetastet.

Wann setzt die Fettverbrennung ein?

Bislang waren sich Sportwissenschaftler über eine magische Grenze einig: Erst nach einer halben Stunde Bewegung, so die Lehrmeinung, greift der Körper seine Fettdepots an. Das stimmt so nicht. Studien von Professor Alois Mader (Deutsche Sporthochschule Köln) belegen, dass die Muskeln schon deutlich früher beginnen, Fett zu verbrennen.

> Es kommt nicht auf schnelles Lauftempo an. Im Gegenteil. Gerade bei gemäßigtem Tempo wird nachhaltig Fett verbrannt.

Laufen ist die effektivste Möglichkeit, durch die Sie Fett loswerden, denn nur der Muskel kann Fett verbrennen. Beim Laufen sind immerhin 70 Prozent Ihrer Muskulatur im Einsatz.

Wenn Sie täglich 30 Minuten laufen, verwandeln Sie mittelfristig 70 Prozent Ihrer Muskeln in fettverbrennende Öfen. Die Voraussetzung: Sie müssen die Belastung richtig dosieren.

Was bedeutet »richtig«? Die Herzfrequenz, der Trainingspuls sagen es. Mehr dazu ab Seite 45.

Wie verändert Laufen die Körperchemie?

Anfangs verheizt Ihr Körper beim leichten Lauftraining nicht einmal 0,1 Gramm Fett. Doch Laufen verändert nachhaltig Ihre Körperchemie. Der Körper bildet fettverbrennende Enzyme. Nach vier Wochen verheizen Ihre Muskeln während des Laufens bereits fünf Gramm Fett. Und nach zwölf Wochen sogar 25 Gramm – rund 250 Kalorien reines Fett.

Bewegung erzeugt einen Schlüsselreiz, der Ihre Fettverbrennungsmaschine wieder anwirft. Sie verbrennen Fett, während Sie laufen. Und das Beste ist: Ein durch Laufen trainierter Körper verbrennt auch im Ruhezustand mehr Energie. Sie verbrennen auch Fett, während Sie am Schreibtisch sitzen oder schlafen. Durch den sogenannten Afterburn-Effekt.

Was bedeutet das – der Afterburn-Effekt?

Afterburn heißt: Nachbrennung. Und bedeutet: Je nach Art und Dauer der Belastung durch das Laufen ist hinterher der Energieverbrauch noch deutlich gesteigert – bis zu 15 Stunden lang. Sie verbrennen also nicht nur während des

Trainings Kalorien, sondern auch noch in der Regenerationsphase. Wie das möglich ist?

> Erstens müssen die Glykogenspeicher wieder aufgefüllt werden.
> Zweitens ist das Blut mit mehr Sauerstoff angereichert.
> Drittens müssen die durch die sportive Aktivität entstandenen Stoffwechselschlacken (Laktate) vom Körper abgebaut werden.
> Viertens bleibt die Wärmeabgabe des Körpers (Thermogenese) auch nach dem Training angekurbelt.

Worauf es bei der Laufausrüstung ankommt

Sparen Sie nicht am Equipment. Im Vergleich zu den meisten Sportarten ist Laufen ohnehin kostengünstig. Und mit flotter, vor allem funktioneller Kleidung macht das Training viel mehr Spaß. Es reicht nicht, bloß ein bisschen im Laden zu trippeln. Fachgeschäfte mit Laufband bzw. Laufanalyse helfen, optimales Material zu finden.

Was ist bei Laufschuhen wichtig?

Der Asphalt ist kein Laufsteg, und die Füße sind sensible Leistungsträger. Deswegen sind die Schuhe das Wichtigste. Geringes Gewicht und Design sind schön und gut, aber untergeordnete Faktoren. Laufschuhe müssen vor allem passen. Sie sollen den Fuß beim Laufen unterstützen – also für ungestörtes Abrollverhalten sorgen. Kaufen Sie Schuhe abends oder nach dem Training. Weil nach einer Belastung die Füße leicht geschwollen sind. Kaufen Sie Schuhe nicht zu eng und nicht zu klein.

> Probieren Sie verschiedene Modelle

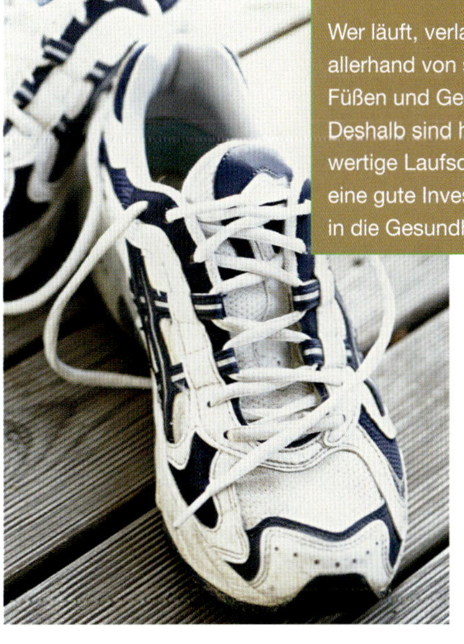

Wer läuft, verlangt allerhand von seinen Füßen und Gelenken. Deshalb sind hochwertige Laufschuhe eine gute Investition in die Gesundheit.

- Schwere Läufer brauchen festeres Material.
- Leichtere Läufer brauchen flexiblere Schuhe.
- Die Zehen müssen vorn noch gut einen Zentimeter Platz haben.
- Die Ferse muss vom Schuh eng umfasst werden (nicht schlupfen).

Wie viel Paar soll ich anschaffen?

Sie sollten sich mindestens zwei Paar unterschiedliche Modelle zulegen, mit denen Sie abwechselnd laufen. Wenn die Schuhe zwischen den Läufen austrocknen können, erhöht das nicht nur die Lebensdauer der Schuhe. Weil jeder Schuh seine eigene Charakteristik hat, werden auch Ihre Bandscheiben, Gelenke und Sehnen nicht immer gleich belastet. Mit mehreren Modellen können Sie Ihr Training auch besser abstimmen:

- Schuhe mit griffigem Profil und robustem Oberleder für schweres Gelände (Waldboden, nasses Gras, Schnee)
- Schuhe mit guter Dämpfung für Asphaltstrecken
- Leichtere Schuhe für schnellere Trainingseinheiten

Wie weit tragen die Schuhe?

Die Haltbarkeit hängt vor allem von Ihrem Gewicht, Ihrem Laufstil und dem Untergrund ab, auf dem Sie trainieren. Ein guter Trainingsschuh sollte mindestens 1200 Kilometer halten. Aber schon nach 500 Kilometern kann bis zu einem Drittel der Dämpfung dahin sein. Schwachpunkt ist die Zwischensohle.

Welche Bekleidung sollte ich haben?

Mistwetter? Zu kalt, zu heiß, zu windig, zu regnerisch? Solche Einwände gelten nicht – nicht mehr. Es gibt kein schlechtes Wetter, nur schlecht gewählte Kleidung. Denn längst haben die Sportartikelhersteller Funktionelles für alle Fälle entwickelt: Bekleidung, die bei Kälte hilft, die Körperwärme zu speichern, und bei Hitze den Schweiß rasch abtransportiert. Keiner muss also mehr im eigenen Schweiß schmoren oder frieren. Prinzipiell sollten Sie Folgendes beachten:

- Atmungsaktive, strapazierfähige, pflegeleichte Textilien wählen.
- Laufbekleidung tragen, in der Sie sich wirklich wohlfühlen. Besonders unter den Achseln und in der Leiste sollte nichts zu eng sein, damit es beim Laufen nirgendwo reibt oder drückt.
- Socken sollten aus Kunstfasern oder einem Gemisch aus Baumwolle-Kunstfasern sein. Auf perfekte Passform und Tragekomfort achten (keine Naht über den Zehen). Schlecht sitzende, faltenwerfende, feuchte Socken sind ein Läuferalptraum.

Abnehmen

10 gute Gründe fürs Laufen

1. Laufen ist gesund – das wirkungsvollste Training für Ihr Herz-Kreislauf-System. Sie können schon in wenigen Monaten Ihren Fitnesszustand deutlich verbessern.

2. Laufen ist leicht. Sie können Ihren Stil schnell verbessern, um effektiver zu laufen. Außerdem müssen Sie kaum teure Ausrüstung anschaffen.

3. Laufen ist jederzeit und überall möglich. Der Fitnesssport Laufen lässt Sie unabhängig sein.

4. Laufen ist eine simple Art, um Stress abzubauen. Mit wenig Aufwand (schon 30 Minuten genügen) können Sie nach einem Arbeitstag viel für Ihre Entspannung tun.

5. Laufen ist die ideale Methode zur Gewichtskontrolle. Bei kaum einer anderen sportlichen Aktivität verbrennen Sie in derselben Zeit ähnlich viele Kalorien.

6. Laufen ist wie Medizin, die das Wohlbefinden, aber auch Selbstbewusstsein und Körpergefühl stärkt.

7. Laufen ist besser als jedes Schlafmittel. Sie werden auf natürliche Art rechtschaffen müde.

8. Laufen ist gut für die Lust. Regelmäßiges Laufen stärkt den sexuellen Appetit und die Liebesfähigkeit.

9. Laufen ist in jedem Alter möglich. Sie sind nie zu alt, um mit dem Laufen zu beginnen und regelmäßiges Training auszuüben.

10. Laufen ist der beste Fitnesssport, um sich biologisch jung zu halten. Wer regelmäßig läuft, kann 20 Jahre 40 bleiben.

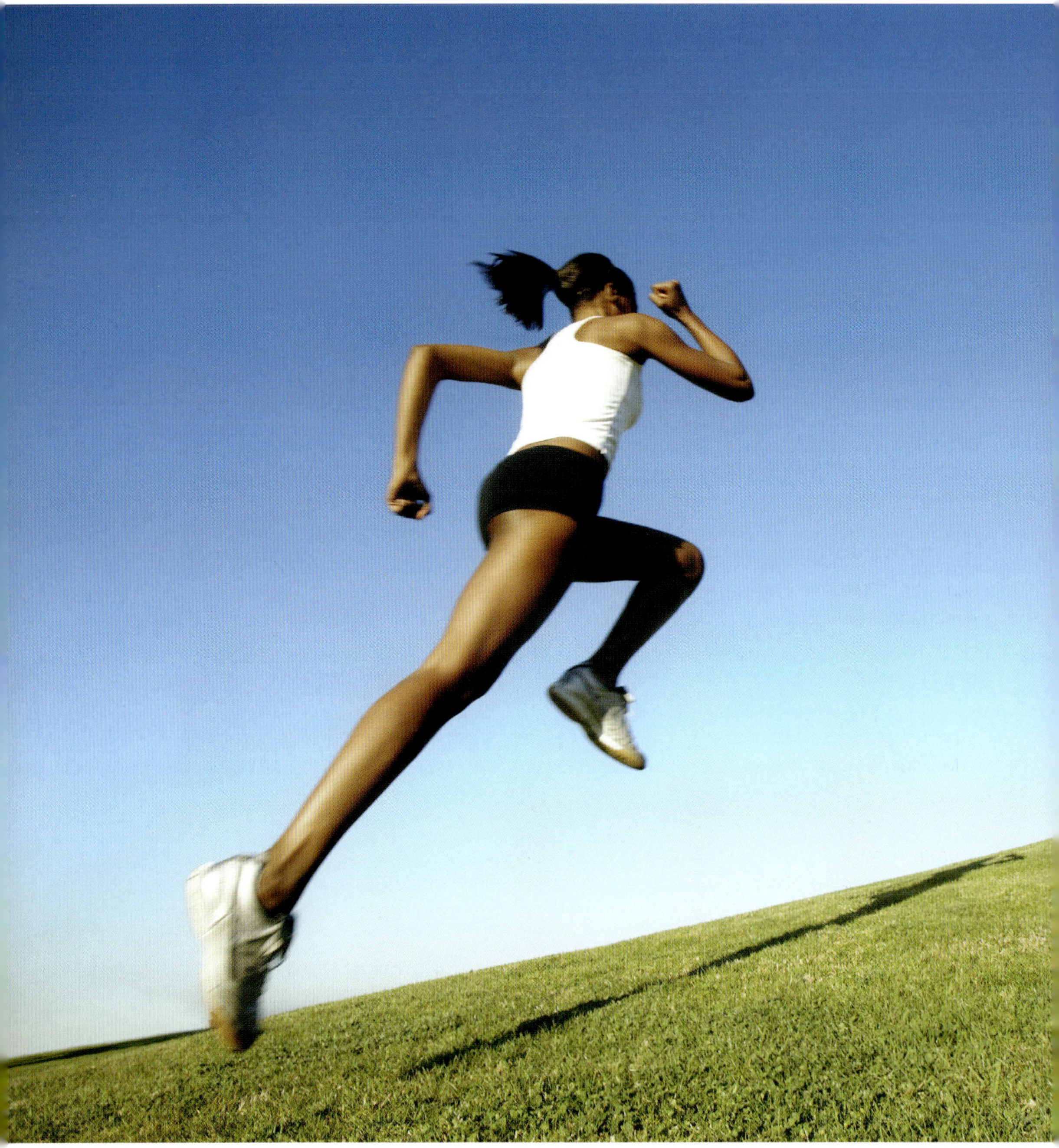

Optimal Fett verbrennen

Die ersten Schritte

Um sich klarzumachen, wie Sie die Fettverbrennung durch das richtige Lauftempo optimal anheizen können, sind ein paar biochemische Vorkenntnisse leider unumgänglich.

Wir wissen natürlich, dass wir essen und trinken müssen, um unseren Körper mit Energie zu versorgen. Wir wissen auch, dass die Nahrung – genau genommen die einzelnen Bausteine der Nahrung – im Körper zu Energie »verbrannt« werden.

> **Kohlenhydrate** versorgen uns mit schneller Energie für die Arbeit von Muskeln und Gehirn; sie sind in Zucker oder Stärke enthalten und werden nur in geringen Mengen zu Fett umgewandelt. Ein Gramm Kohlenhydrate liefert vier Kalorien.

> **Eiweiß** (Protein) wird nur im Notfall verbrannt, denn es ist der Baustein des Körpers. Muskel- und Gewebezellen, Enzyme werden aus Proteinbestandteilen, den Aminosäuren, gebaut. Ein Rest wird in Fett umgewandelt und im Fettgewebe gespeichert. Ein Gramm Eiweiß liefert ebenfalls vier Kalorien.

> **Fett** versorgt den Körper mit kompakter Energie, ist aber nicht für den sofortigen Verbrauch vorgesehen. Überschüssiges Fett landet in den Depots, den Fettzellen. Ein Gramm Fett liefert neun Kalorien.

Aber was können und was müssen wir tun, wie können wir nachhelfen, dass insbesondere die Fettverbrennung richtig aktiviert wird?

Wie wird aus der Nahrung Energie?

Der Abbau von Nährstoffen und die Energiegewinnung (Stoffwechsel) sind ein Prozess in mehreren Stufen. Er läuft vor allem in den winzigen Kraftwerken der Zellen (Mitochondrien) ab. Der gern bemühte Vergleich mit einem Verbrennungsofen, in dem die Nährstoffe unter Zusatz der eingeatmeten Luft oxidieren (verbrennen), stimmt nicht ganz. Denn die entstehende Energie wird nicht nur als

Laufen stimuliert den Körper, mehr fettabbauende Enzyme zu produzieren. Allerdings nur, wenn Sie laufen, ohne zu schnaufen.

Wärme freigesetzt, sondern auch zum Aufbau einer energiereichen Phosphorverbindung verwendet, dem ATP (Adenosintriphosphat).

Für den Ernährungswissenschaftler Professor Michael Hamm ist dieses Energiespeichermolekül das »Wechselgeld des biochemischen Stoffwechselbetriebs«: Die bei der Oxidation der Nährstoffe frei werdende Energie wird genutzt, um ATP aufzubauen, während die bei der ATP-Aufspaltung frei werdende Energie dazu dient, Arbeit zu leisten, etwa bei der Muskelkontraktion.

Wie unterscheiden sich die Brennstoffsorten?

Vergleicht man unseren Körper mit einem Automotor, kann man die Brennstoffversorgung relativ gut, wenn auch vereinfacht, darstellen. Es ist einleuchtend, dass ein Formel-1-Flitzer, der rasend schnell beschleunigen muss, Supersprit mit hoher Oktanzahl braucht.

Ganz anders ein LKW: Ein Brummi ist nicht so schnell, dafür kann er aber sehr lange Strecken am Stück fahren. Er braucht Diesel.

Der Brennstoff Kohlenhydrate (Zucker, Stärke) ist vergleichbar mit Superbenzin; Fett könnten wir mit Diesel vergleichen.

Anders als ein Automotor bezieht unser Körper seinen Kraftstoff jedoch aus zwei völlig verschiedenen Tanks:

> Die Kohlenhydrate liefern schnell abrufbare Energie. Dieser Supersprit ist im sogenannten Glykogendepot (in Leber und Muskulatur) gespeichert, allerdings nur begrenzt vorrätig.
> Das Fettdepot ist dagegen ein riesi-

Welche Energiequellen kann der Körper anzapfen?

Die Energiegewinnung ist ein komplizierter Vorgang. Dem Körper stehen unterschiedlich schnell nutzbare Energiequellen und Systeme zur Verfügung:

> Die energiereichen Phosphatverbindungen ATP und Kreatinphosphat stellen für die Zelle sofort verfügbare Energie bereit, allerdings nur für wenige Sekunden (beispielsweise für Muskelkontraktionen).
> Den größten Teil der Energie erhält die Zelle aus der aeroben Oxidation der Nährstoffe, also der Verbrennung mit Sauerstoff.
> Der Fettabbau (Lipolyse) erfolgt durch Aufspaltung in Glyzerin und Fettsäuren, die mit Sauerstoff zur Energiegewinnung oxidiert werden. Diese Art der Energiegewinnung nennt man aerob. Körpereigenes Karnitin fördert die Einschleusung der Fettsäuren in die Mitochondrien.

Erste Schritte

ger Energiespeicher. Nehmen wir das Beispiel eines 70 Kilo schweren Menschen: In seinem Gewebe sind rund 12 Kilo Fett gespeichert. Das sind weit über 100 000 Kalorien.

Wo und wie verbrennt Fett?

Wie gesagt: Fett kann nicht in den Knochen verbrennen, auch nicht im Gehirn oder in der Leber. Fett verbrennt einzig und allein im Muskel. Fett verbrennt außerdem sehr langsam, Fett ist als Brennstoff fast unerschöpflich.

Wenn Sie Ihre Fettverbrennung so richtig anheizen wollen, müssen Sie vor allem wissen und beherzigen, dass Fett nur verbrennt, wenn die Belastungsintensität niedrig ist. Das Herz muss also genügend Blut zu den Muskeln pumpen können, das mit Sauerstoff angereichert ist. Eine ausreichende Sauerstoffversorgung ist die Voraussetzung für eine optimale Fettverbrennung – das ist nicht anders als bei einem richtigen Feuer.

Der amerikanische Naturwissenschaftler und Autor Covert Bailey (»Fit or Fat«) vergleicht die Kohlenhydrate mit dünnen Zweigen, die sehr schnell verbrennen, Fett dagegen mit dicken Holzscheiten. Die Zweige sind nötig, um das Holzscheit zu entzünden. Doch wenn dieses erst einmal brennt, kann es lange brennen und viel Energie liefern.

Warum sind ein paar mehr Muskeln gut?

Da Fett nur in der Muskulatur verbrennt, kann es nicht schaden, zusätzliche Muskulatur aufzubauen, wenn man Gewicht verlieren will. Je mehr Muskeln Sie haben, umso mehr Fett kann auch in den Muskeln verbrannt werden.

Leider baut sich die Muskelmasse mit zunehmendem Alter ab. Dieser natürliche Prozess setzt spätestens Mitte 30 ein. Auch durch regelmäßiges Lauf-

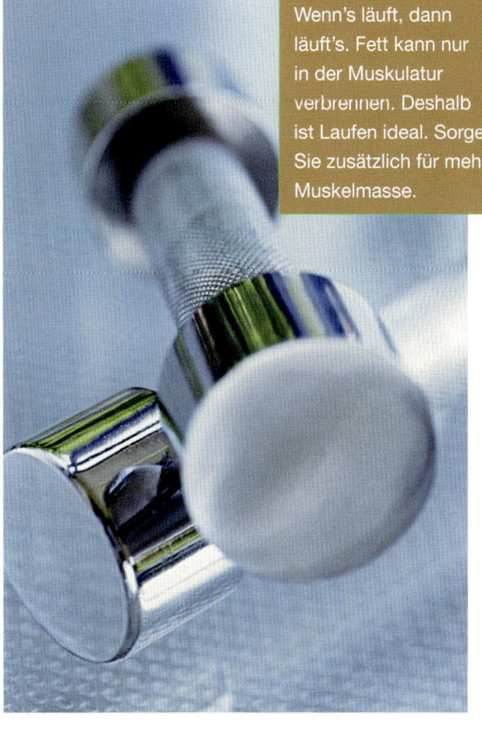

Wenn's läuft, dann läuft's. Fett kann nur in der Muskulatur verbrennen. Deshalb ist Laufen ideal. Sorgen Sie zusätzlich für mehr Muskelmasse.

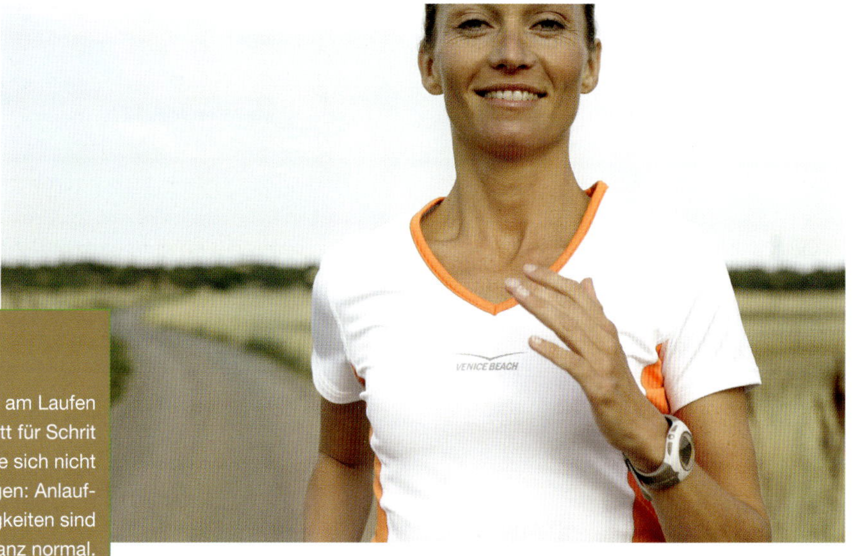

Die Lust am Laufen nimmt Schritt für Schrit zu. Lassen Sie sich nicht entmutigen: Anlaufschwierigkeiten sind ganz normal.

training können Sie den Begleiterscheinungen des Älterwerdens ganz natürlich entgegenwirken. Übrigens: Es ist nie zu spät, keiner ist zu alt, um in kurzer Zeit Muskulatur aufzubauen.

Je mehr Muskulatur Sie haben, umso geringer ist die Gefahr, Fett anzusetzen. Im Gegensatz zu Fettpolstern verbrauchen Muskeln selbst in der Ruhephase erheblich mehr Energie. Pro Kilogramm Muskelmasse sind das täglich rund 100 Kalorien.

Muskeln kann man also mit einem PS-starken Motor im Leerlauf vergleichen: Sie schlucken reichlich Treibstoff, selbst wenn sie nicht auf vollen Touren laufen. Auch deshalb kann die Devise nur lauten: Fitness statt Fasten.

Wie unterscheidet sich die Muskelmasse bei Männern und Frauen?

Männer haben es von Natur aus leichter. Bei ihnen macht die Muskulatur rund 40 Prozent des Körpergewichts aus. Bei Frauen sind es nur rund 30 Prozent. Männer können auch ohne körperliches Training mehr essen als Frauen – ohne dabei dick zu werden.

Fest steht, dass Frauen größere Probleme haben, schlank zu werden und zu bleiben. Das hat teilweise auch mit den weiblichen Sexualhormonen zu tun. Östrogen bindet mehr Wasser im Unterhautfettgewebe. Positiv daran ist, dass die feminine Haut praller und elastischer wirkt und länger jung bleibt.

Erste Schritte

Wie kann Laufen den Muskelapparat stärken?

Ein trainierter Körper produziert mehr Blut. Die Blutmenge nimmt durch regelmäßiges Lauftraining bis zu zwei Liter zu. Mehr Blut bedeutet, dass die Organe besser mit Sauerstoff versorgt werden. Darüber hinaus bildet ein trainierter Körper auch mehr Kapillaren (kleine Blutgefäße), die den Muskeln schließlich das Blut zuführen. Dadurch verbessert sich die Durchblutung um bis zu 40 Prozent.

Wie wirkt sich mehr Sauerstoff in den Muskelfasern aus?

> Der Durchmesser der langsamen Muskelfasern, die für die Ausdauerleistung zuständig sind, nimmt zu.
> Die Speicherkapazität für Sauerstoff (Myoglobin) und Kohlenhydrate (Glykogen) steigt.
> Die Zahl der Zellkraftwerke (Mitochondrien) und der Enzyme, die für die Sauerstoffverwertung zuständig sind, vergrößert sich.

Was ist das – ein Enzym?

Ein Enzym ist nichts anderes als ein Protein in seltsamer Form. Man könnte die Wandelbarkeit eines Enzyms mit einem Stück Eisen vergleichen. Daraus lassen sich unterschiedliche Sachen machen. Man kann es zum Beispiel einschmelzen und zu einen Schraubenschlüssel verarbeiten, der dann Spezielles leisten kann. Genauso lassen sich Enzyme für spezielle Aufgaben verändern.

Manche Enzyme sind sehr stabil. Zum Beispiel die Muskelenzyme, die die Zuckerverbrennung unterstützen. Selbst wenn wir lange Zeit faul gewesen sind, bleiben dem Organismus diese Enzyme erhalten.

Anders die fettverbrennenden Enzyme – die sind leider sehr zerbrechlich. Wenn wir nun länger nicht trainieren, wenn wir diese Enzyme also nicht beanspruchen, »rostet« die Produktion ein – sie werden dann einfach in Aminosäuren aufgespalten.

Laufen setzt einen positiven Kreislauf in Gang: größere Blutmenge, bessere Sauerstoffversorgung, mehr Muskeln, bessere Fettverbrennung.

Kann ich einfach Enzyme einnehmen?

Leider nein. Wenn es solche fettverbrennenden Enzyme gäbe, wären sie sicher ein Renner. Aber Enzyme sind einfach nur Proteine, nicht mehr. Sobald sie in den Magen gelangen, werden sie von Säuren attackiert und zerstört – sie sind jetzt wieder ganz normale Proteine. Wir müssen unsere fettverbrennenden Enzyme schon selbst herstellen. Und das können wir ja auch.

Wie? Durch Laufen. Durch planvolles, regelmäßiges Laufen.

Wie oft sollte ich laufen?

Unsere Muskeln haben kein Gedächtnis. Schon nach drei, vier Tagen »vergessen« sie einen Trainingsreiz wieder. Wenn Sie spürbare Fortschritte erzielen wollen, ist regelmäßige Beanspruchung nötig:

> Alles läuft gut, wenn Sie etwa drei- oder viermal pro Woche trainieren. Einsteiger sollten nach der Belastung besser einen Tag regenerieren.

- Einmal pro Woche zu laufen – das ist besser als nichts.
- Zweimal pro Woche zu laufen ist besser.
- Drei- bis viermal pro Woche zu laufen – das wäre optimal.

Doch öfter sollten Einsteiger in den ersten Monaten besser noch nicht trainieren. Die Muskulatur muss in dieser Phase nach jeder Belastung jeweils einen Tag Zeit zur Regeneration bekommen.

Wann sollte ich laufen?

Dass unsere Leistungsbereitschaft im Lauf des Tages beträchtlich schwanken kann, spüren wir oft am eigenen Leib. Unser Biorhythmus ist von der Tageszeit abhängig. Logischerweise sollten Sie möglichst dann trainieren, wenn Ihr Körper gerade eine Hochphase hat.

- Morgens (zwischen 8 bis 10 Uhr) erleben die meisten ihr erstes Hoch. Auch fürs Laufen eine gute Zeit. Allerdings: Bringen Sie Ihren Kreislauf nicht abrupt von null auf 100.
- Mittags sackt die Leistungskurve deutlich ab. Klar, Sie können laufen, um auf diese Weise durch den Tiefpunkt des Tages zu kommen. Doch dafür ist doppelte Anstrengung nötig.
- Zwischen 16 und 19 Uhr ist die ideale Zeit mit dem besten Trainingseffekt. Ihr Körper bekommt zusätzlich Gelegenheit, die Stresshormone des Arbeitsalltags abzubauen.

Der Körper kann sich übrigens leichter auf die zusätzliche Beanspruchung einstellen, wenn Sie möglichst regelmäßig, also immer zu einer ähnlichen Tageszeit trainieren.

Wie schnell soll ich laufen?

Anfangs zählen nicht die Kilometer, nur die Minuten. Laufen Sie, so langsam es geht – auch wenn Ihnen das komisch vorkommt. Laufen Sie gaaanz langsam. Hauptsache, Sie laufen. Laufen Sie locker und leicht, laufen Sie – so gut das geht – im Schongang. Das Tempo ist richtig, wenn Sie sich noch spielend unterhalten können.

Der Puls sollte nicht rasen. Denn wer schnauft, hechelt, keucht, der kann sicher sein: Jetzt laufe ich zu schnell! Wer aus dem letzten Loch pfeift, kann sicher sein, dass im Körper eine unwillkommene Sauerstoffnot erzeugt wurde. Wenn

Erste Schritte

dem Körper der Sauerstoff ausgeht, schalten die Muskeln automatisch von Fettverbrennung auf Kohlenhydratverbrennung um, und das wollen Sie nicht. Sie wollen Fett verbrennen.

Kohlenhydrate sollten lieber für die Gewinnung von Denkenergie reserviert sein, damit Sie sich einfach besser konzentrieren können.

Wann entsteht Milchsäure?

Wenn die Muskeln in Sauerstoffnot, also im anaeroben Bereich, Kohlenhydrate verbrennen, entsteht Milchsäure, die ins Blut geschwemmt wird. Wenn die Milchsäure (Laktat) im Blut über die kritische Schwelle von vier Millimol pro Liter steigt, wird auch der Läufer sauer – denn der erhoffte Trainingseffekt stellt sich nicht ein. Aus der angestrebten Fettverbrennung wird nichts, weil der Körper jetzt nur noch Zucker verheizt.

Wie viel Milchsäure ist kritisch?

Mit einer kleinen Dosis Milchsäure wird der Körper fertig, die baut er wieder ab. Kritisch kann es werden, wenn »verbissene, leistungsorientierte, erfolgssüchtige Läufer nach dem Stress im Job den Stress im Laufschuh suchen: Kilometer fressend, mit Laktatwerten über vier viel zu schnell ihr Pensum abreißen« – der In-

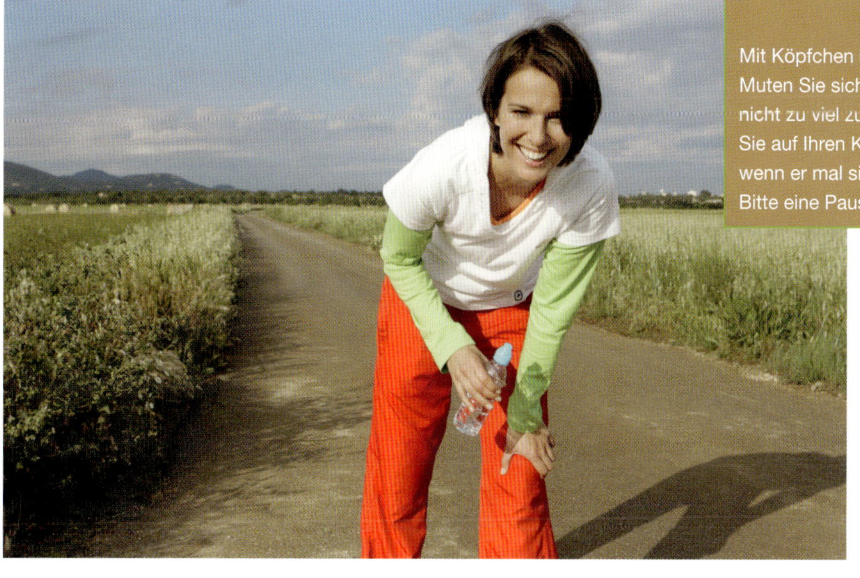

Mit Köpfchen laufen: Muten Sie sich anfangs nicht zu viel zu. Hören Sie auf Ihren Körper – wenn er mal signalisiert: Bitte eine Pause!

ternist und Orthomolekularmediziner Dr. Ulrich Strunz (»Forever Young«) warnt: »Bei Laktatwerten über vier zerstören Sie Ihren Körper, zerstören Muskelzellen so, dass Enzyme aus der Muskelzelle ins Blut gelangen, dass Troponin, ein Enzym der Herzmuskelzelle, im Blut schwimmt und dass Transaminasen, Leberenzyme, im Blut zu finden sind. Sie zerstören Ihr Immunsystem.«

Welches Tempo tut gut?

Ein entscheidender Punkt beim Laufen ist immer das persönliche Wohlgefühl. Laufen soll Spaß machen. Vielleicht nicht gleich am Anfang, aber nach wenigen Monaten bestimmt. Ein wunderbares Gefühl: Wenn es wirklich leicht läuft, wenn Laufen leichtfällt. Wenn es wie von selbst läuft. Wenn Sie eine Fähigkeit (wieder-)entdecken, die lange verloren schien: ursprüngliche Freude, körperliche Leichtigkeit – schiere Lust an der Bewegung. Im Lauf der Zeit werden Sie erleben, dass Laufen nicht nur guttut und gut ist, sondern richtig Lust bereitet. Lust am Laufen.

Jeder, der läuft, kann das bestätigen: Laufen sorgt für neue Spannkraft und Energie, vertreibt die Mattigkeit, gerade wenn man von einem anstrengendem Arbeitstag abgespannt ist, sich eigentlich kaputt fühlt. Man läuft in seinem Wohlfühltempo, man duscht, man lässt sich vielleicht noch eine halbe Stunde zurückfallen – und danach fühlt man sich frisch und fit für große Taten.

Die Herzfrequenz als zuverlässiger Trainingspartner: Mit einer Pulsuhr können Sie die Intensität der Trainingsbelastung jederzeit kontrollieren.

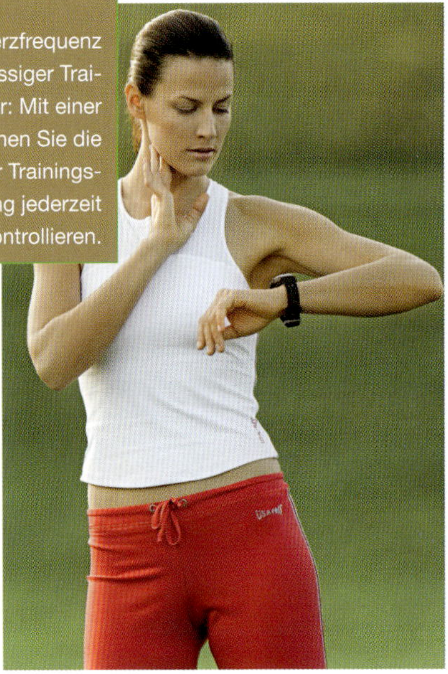

Wie finde ich das richtige Tempo für mich?

Ja, darauf kommt es an: dass Sie Ihr eigenes Tempo laufen. Es gibt dieses subjektive Gefühl fürs richtige Tempo. Es zu entwickeln, ist Erfahrungssache.

Zunächst kommt es darauf an, das für Sie objektiv richtige Tempo zu finden.

Die meisten laufen zu schnell. Laufen Sie langsam – man kann diese Empfehlung gar nicht oft genug aussprechen. Wie schnell? Der Puls sagt es. Die Herzfrequenz ist eine objektive Messgröße.

Erste Schritte

Was heißt richtige Herzfrequenz?

Das Herz ist der Schlüssel für Gesundheit und Fitness und gleichzeitig eine Art Barometer für den Zustand des ganzen Körpers. Es sammelt Informationen über die Gefühlslage (bin ich aufgeregt? Freue oder ärgere ich mich gerade?) und die Physis (wie intensiv strenge ich mich an? Wie stark beanspruche ich den Körper?). Diese Daten fließen in ein einziges Signal: den Pulsschlag. Er ist gewissermaßen die Druckwelle, die sich in den Blutgefäßen ausbreitet, nachdem sich das Herz zusammengezogen hat.

Der Puls ist für jeden Läufer sehr aussagekräftig. Er zeigt die Intensität der Belastung genau an. Überfordere ich mich? Unterfordere ich mich? Laufe ich in einem Bereich, der günstig für die Fettverbrennung ist? Mache ich bereits Trainingsfortschritte?

Drei Taktgeber sollten Sie kennen: Ihren Ruhepuls, Ihren Maximalpuls (also die maximale Herzfrequenz) und den Belastungspuls. Sie geben objektive und aufschlussreiche Informationen.

Wie finde und messe ich meinen Ruhepuls?

Sie können den Ruhepuls ganz leicht ertasten: und zwar am Hals oder am Handgelenk, mit dem Zeige- oder Mittelfinger. Messen Sie Ihren Ruhepuls am besten morgens vor dem Aufstehen. Zählen Sie 15 Sekunden lang die Pulsschläge, multiplizieren Sie die Zahl mit vier – das ist Ihr Ruhepuls.

Warum ist ein niedriger Ruhepuls gesund?

Ein Pulswert von rund 70 Schlägen pro Minute ist normal. Machen wir mal eine Rechnung auf. Ihr Herz schlägt also 70 mal pro Minute, etwa 4200-mal pro Stunde, über 100 000-mal am Tag. Es schlägt also 40-millionenmal im Jahr – wenn Sie sich sportlich inaktiv sind. In 70 Lebensjahren muss das Herz etwa drei Milliarden Pumpvorgänge leisten.

Durch regelmäßiges Lauftraining verringert sich der Ruhepuls auf etwa 50 Schläge pro Minute. Das bedeutet, dass das Herz Tag für Tag rund 30 000 Schläge spart. Das sind Jahr für Jahr zehn Millionen (!) weniger.

Das ausdauertrainierte Sportlerherz kann mit einem starken Motor mit großem Hubraum verglichen werden. Dagegen ist das Herz eines Untrainierten ein schwacher Motor mit kleinem Hubraum. Klar, der schwächere Motor kann die gleiche PS-Zahl nur bringen, wenn er seine Drehzahl erheblich erhöht. Das bedeutet einen größeren Verschleiß – und damit eine vermutlich kürzere Lebensdauer.

> Laufen entlastet: Der Ruhepuls sinkt. Wenn Sie regelmäßig laufen, muss Ihr Herz Tag für Tag rund 30 000-mal weniger schlagen.

Was heißt Maximalpuls?

Je mehr wir uns anstrengen, umso mehr Sauerstoff brauchen die Muskeln, um die nötige Energie zu erzeugen. Also muss das Herz mehr Blut pumpen – es schlägt schneller. Der Puls steigt.

Der Maximalpuls (maximale Herzfrequenz) ist erreicht, wenn Sie sich bis zum Anschlag anstrengen und fühlen: Jetzt schlägt mir das Herz bis zum Hals. Diese Art der Belastung sollte immer nur von kurzer Dauer sein.

Wie errechne ich den Maximalpuls?

Die Faustformel zur Berechnung der maximalen Herzfrequenz lautet: 220 minus Lebensalter. Gesunde Sportler können ihren individuellen Maximalpuls noch genauer ermitteln, wenn sie am Ende einer vollen Belastung, zum Beispiel nach einen Berglauf oder einem harten 1000-Meter-Lauf, ihren Puls messen.

Was heißt Belastungspuls?

Das ist der wichtigste Wert für Sie. Wenn Sie effektiv, also mit der richtigen Intensität trainieren wollen, müssen Sie Ihren idealen Trainingspuls kennen. Nur wenn Sie mit dem richtigen Belastungspuls laufen, stellen sich die erwünschten Trainingseffekte ein. Der für Sie optimale Belastungspuls ist erreicht, wenn Sie spüren und ertasten können: Ja, der Puls ist spürbar erhöht – aber er rast nicht. Trotz

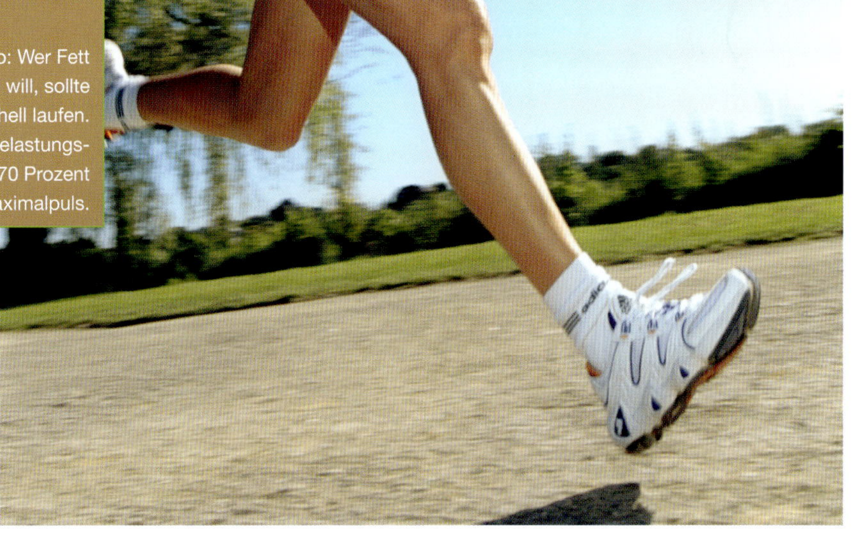

Flottes Tempo: Wer Fett verbrennen will, sollte nicht zu schell laufen. Der ideale Belastungsbreich: 60 bis 70 Prozent vom Maximalpuls.

Erste Schritte

der Anstrengung beim Laufen können Sie sich weiterhin noch unterhalten.

Stimmt, das sind wirklich nur ziemlich grobe Anhaltspunkte.

Wie finde ich meinen genauen Belastungspuls?

Im Normalfall können Sie sich nach folgender Faustregel richten:

> **Für Männer:** 220 minus Lebensalter ergibt den Maximalpuls.

> **Für Frauen:** 226 minus Lebensalter ergibt den Maximalpuls.

Von dieser Marke sollten Sie

> mindestens 65 Prozent erreichen, damit das Training etwas bringt,

> höchstens 85 Prozent, damit Sie sich nicht überlasten.

Gibt es noch eine präzisere Formel?

Ja. Für jene, die es ganz genau wissen wollen, hat der Sportwissenschaftler Dieter Lagerström eine komplizierte, doch sehr präzise Formel entwickelt (siehe Kasten unten). Dabei spielen das Lebensalter und der Ruhepuls, aber auch der individuelle Trainingszustand eine Rolle. Den Ruhepuls messen Sie am besten morgens, und zwar eine Minute lang mit der Uhr.

Um den für Sie optimalen Fettverbrennungspuls zu ermitteln, müssen Sie die errechneten Werte noch einmal jeweils um fünf bis zehn Pulsschläge pro Minute reduzieren.

Warum ist eine Pulsuhr empfehlenswert?

Diese Zeiten sind lange vorbei: Als man mitten unterm Laufen kurz stehen bleiben musste – Hand aufs Herz oder die Pulsadern am Handgelenk ertasten, für 15 Sekunden konzentriert die Pulsschläge zählen – und dann mit vier multiplizieren. Dieser Wert war immer ungenau, denn während man zahlte, beruhigte sich der Puls ja schon.

Lagerström-Formeln für ...

> **Untrainierte:** Ruhepuls + (220 – 3/4 Alter – Ruhepuls) x Faktor 0,6

> **Mäßig Trainierte:** Ruhepuls + (220 – 3/4 Alter – Ruhepuls) x Faktor 0,65

> **Ausdauertrainierte:** Ruhepuls + (220 – 3/4 Alter – Ruhepuls) x Faktor 0,7

> **Leistungssportler:** Ruhepuls + (220 – 3/4 Alter – Ruhepuls) x Faktor 0,75

Genauer und bequemer funktioniert die Pulsermittlung mit den modernen Herzfrequenzcomputern am Handgelenk. Für alle, die immer im optimalen, also fettverbrennenden Bereich trainieren wollen, ist eine Pulsuhr (Preis: ab ca. 70 Euro) sinnvoll. Sie können so stets auf dem Laufenden sein, ob Sie im idealen Trainingsbereich unterwegs sind – wenn nicht, piept's. Die Pulsuhr als Drehzahlmesser für den Körper.

Wie funktionieren Pulsuhren?

Herzfrequenzmesser sind einfach zu bedienen. Sie befestigen einen Sendegurt in Höhe des Herzens und können Ihre Herzfrequenz dank elektronischer Übermittlung auf einer Art Armbanduhr ablesen. Die drahtlosen Dinger messen die Herzfrequenz EKG-genau, jederzeit kann der individuelle körperliche Zustand kontrolliert und ausgewertet werden. Topmodelle haben zusätzliche Funktionen wie programmierbare Timer, unterschiedliche Speicherintervalle, Stoppuhrfunktion. Sie können mit einer speziellen Software die Daten direkt in den Computer einlesen, auswerten, grafisch darstellen, archivieren.

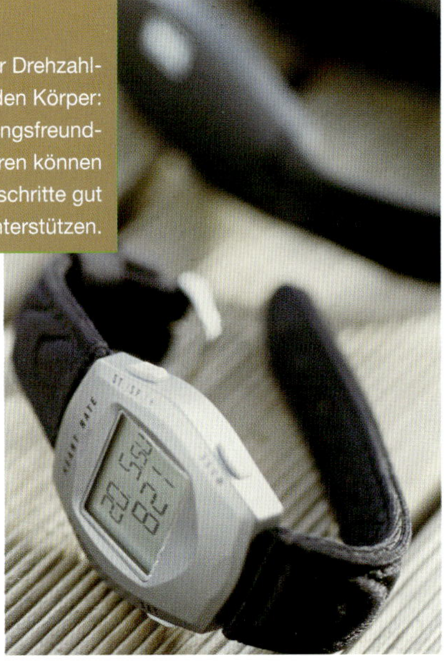

Hilfreicher Drehzahlmesser für den Körper: Bedienungsfreundliche Pulsuhren können Trainingsfortschritte gut unterstützen.

Wie verändert sich der Puls im Lauf der Zeit?

Sie werden es erleben: Der Körper passt sich Belastungen an, denen er ausgesetzt ist. Je besser Sie trainiert sind, desto niedriger wird Ihr morgendlicher Ruhepuls im Lauf der Wochen und Monaten werden. Ein plötzlich erhöhter Wert kann ein Zeichen für zu wenig Schlaf sein oder zu viel Alkohol am Abend vorher, er kann bedeuten, dass Sie sich überlastet oder übertrainiert haben oder dass eine Erkrankung im Anmarsch ist.

Ihre Trainingsfortschritte lassen sich besonders gut erkennen, wenn Sie in regelmäßigen Abständen Ihre Herzfrequenz bei ähnlicher Belastung und danach die Erholungswerte in Minutenabständen messen: Die Pulswerte werden auf Dauer sinken.

Erste Schritte

Wie lässt Laufen die Pfunde purzeln?

Noch einmal: Der Anteil der Fettverbrennung ist bei langsamem Lauftempo und ruhigem bzw. lockerem Dauerlauf am höchsten. Die optimale Fettverbrennungszone liegt bei 60 bis 70 Prozent der maximalen Herzfrequenz. Das ist eine Laufgeschwindigkeit, die schon sehr intensiv ist, aber sie kann ziemlich lange aufrechterhalten werden.

Je höher Ihr Lauftempo ist (zügiger Dauerlauf oder gar Tempodauerlauf), umso mehr werden Kohlenhydrate verbrannt. Nennenswert nehmen Sie aber nur ab, wenn Sie in den Fettstoffwechsel kommen, also langsam und dafür aber länger laufen.

Wie kann ich die Fettverbrennung weiter ankurbeln?

Bauen Sie zwei- oder dreimal kurze, aber intensive Tempospitzen ins Training ein. Und erhöhen Sie Ihr Trainingspensum. Wenn Sie über eine längere Lauferfahrung verfügen und Ihr Trainingszustand gut ist, können Sie ruhig bis zu zwei Stunden am Stück trainieren. Bei einem solchen Pensum werden die Fettspeicher stark angegriffen und fast geleert.

Herzfrequenz im Überblick

Die fünf Herzfrequenz-Trainingszonen

	Max. Herzfrequenz	Trainingsdauer in Min.	Max. Tempo
Gesundheitszone	**50–60 %**	**60 Min. und mehr**	**Gehen, Marschieren**
Fettverbrennungszone	**60–70 %**	**30 Min. und mehr**	**Langsamer Dauerlauf, Marathontempo**
Aerobe Zone	**70–80 %**	**8–30 Min.**	**10-Kilometer-Tempo**
Anaerobe Zone	**80–90 %**	**5–8 Min.**	**3000-Meter-Tempo**
Warnzone	**90–100 %**	**1–5 Min.**	**800-Meter-Tempo**

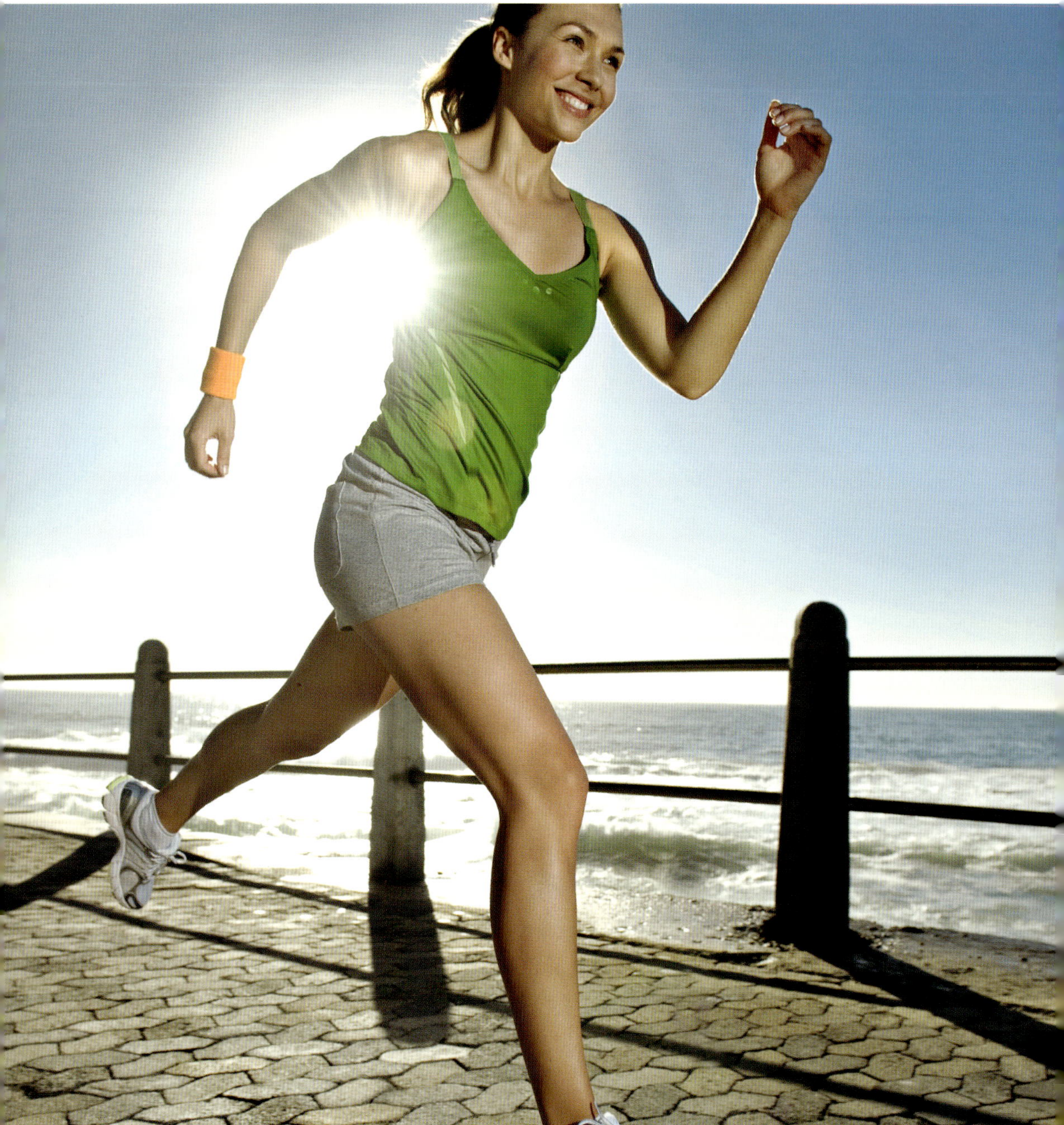

Mühelos starten

Laufen für Einsteiger

Laufen ist leicht – das sagt sich so einfach, aber es stimmt. Trotzdem: Aller Anfang ist zunächst schwer. Und Anlaufschwierigkeiten sind auch hier normal. Aber wenn es erst mal läuft, wenn der Motor erst einmal in Schwung ist, ist Laufen wirklich nicht mehr schwer.

Wenn Sie Laufanfänger sind oder längere Zeit mit dem Lauftraining ausgesetzt haben, sollten Sie sich zunächst auf eine kleine Durststrecke einstellen, mehr oder weniger mühselige Trainingtage, ehe Sie erste Erfolge sehen.

Viele sind schon gescheitert, weil sie in viel zu kurzer Zeit viel zu viel erreichen wollten und/oder weil sie anfangs viel zu schnell gelaufen sind. Also bitte Geduld!

> Denken Sie in längeren Zeiträumen.

> Geben Sie Ihrem Körper die notwendige Zeit, um sich an die neue Belastung zu gewöhnen – und um fit zu werden.

> Laufen Sie anfangs so langsam, wie Sie können – auch wenn Ihnen das komisch vorkommt.

> Wenn Sie außer Atem sind, unterbrechen Sie den Lauf. Gehen Sie lieber einen Teil der Strecke.

Warum fallen die ersten Monate so schwer?

Es ist ganz normal, wenn Sie sich anfangs marode fühlen. Die Gelenke und die Muskeln sind steif, Oberschenkel, Waden, Herz, Lunge und Kreislauf sind einfach noch nicht an diese neue Belastung gewöhnt. Vielleicht hat es 20 Jahre gedauert, allmählich die Kondition zu verlieren. Da können Sie kaum erwarten, dass Sie in 20 Tagen Ihre Kondition wieder aufbauen. Sie müssen einfach akzeptieren, dass es seine Zeit braucht, bis sich der Organismus an die neuen Anforderungen anpassen kann. Noch einmal, weil es so eminent wichtig ist:

Startschwierigkeiten sind normal. Der innere Schweinehund bremst mitunter, der Körper muss sich erst an die Belastung gewöhnen.

> Beginnen Sie als Laufanfänger ganz gemächlich – mit einem leichten Trainingsprogramm aus flotterem Gehen und Laufen.

> Stellen Sie sich auf langsame Fortschritte ein. Erst nach zwei, drei Monaten fällt Laufen leichter, ja so-

gar leicht – und dann wird es richtig Spaß machen.

Wie in Schwung kommen?

Bloß nichts überstürzen. Überlasten Sie den Körper anfangs nicht. Sonst verlieren Sie schnell die Lust. Wenn Ihre Muskulatur leicht schmerzt, ist das vollkommen in Ordnung. Wenn Sie die Anstrengung spüren, wissen Sie: Jetzt setzt der Trainingseffekt ein. Betrachten Sie Ihre muskuläre Müdigkeit also als den besten Beweis, dass Sie auf einem guten Weg sind – zu mehr Fitness.

Mit Methode trainieren: Als Einsteiger können Sie in acht Wochen zum Läufer werden, wenn Sie die Trainingspläne (siehe Seite 54 bis 57) befolgen.

Vor allem: Geben Sie Ihrem Körper Zeit zur Erholung. Sie werden sich schon bald an die Belastung gewöhnen. Stück für Stück. Das ist eine gesunde Basis, um dem Körper nach und nach eine etwas höhere Belastung zuzumuten.

Wann ist ein ärztlicher Check ratsam?

Wenn Sie über 35 Jahre alt sind und/oder Ihre körperliche Belastbarkeit nicht einschätzen können: Gehen Sie besser zum Arzt. Lassen Sie, wenn Sie unnötige Risiken vermeiden wollen, vorher unbedingt einen Gesundheits-Check (Arztgespräch, Ruhe-EKG, Blutdruckmessung, Blutwerte, Belastungstest) machen. Nur ein Arzt kann Ihre körperlichen Voraussetzungen richtig einschätzen.

> Leiden Sie vielleicht unter orthopädischen Problemen?
> Ist Ihr Herz gesund und können Sie es voll belasten?
> Haben Sie eventuell zu viel Übergewicht oder andere Risikofaktoren?

Wenn Sie über 35 Jahre alt sind, gehört eine allgemeine ärztliche Untersuchung ohnehin zum Service der Krankenkasse.

Welche Distanz soll ich mir anfangs vornehmen?

Beginnen Sie bescheiden. Nein, Sie müssen anfangs keine halbe Stunde laufen. Es muss anfangs nicht mal ein viertelstündiger Dauerlauf sein. Lassen Sie sich nicht von anderen unter Druck setzen – und setzen Sie sich selbst nicht unter Druck.

Wichtig ist nur, dass Sie Ihr Ziel nicht aus den Augen verlieren. Und das Ziel heißt: Schritt für Schritt zum Erfolg.

Für jede Trainingseinheit gilt prinzipiell:

> Wärmen Sie sich auf, bevor Sie loslaufen. Gehen Sie anfangs einfach nur ein paar Minuten in flottem Tempo.
> Beenden Sie Ihr Training immer mit einer Cool-down-Phase. Laufen Sie die letzten drei Minuten einfach langsam aus.

Sind Gehpausen erlaubt?

Selbstverständlich. Gehen Sie es ruhig an. Geben Sie sich Zeit. Für die erste

Etappe (Startphase) sollten Sie acht Wochen einplanen. Dann sind Sie fit für eine gute halbe Stunde Laufen.

In der ersten Woche sind Sie eine halbe Stunde unterwegs. Aber Sie laufen jeweils nur zwei Minuten am Stück, dann folgt eine Minute zügiges Gehen. Dann wieder zwei Minuten Laufen, eine Minute Gehen – wiederholen Sie diesen Vorgang insgesamt neunmal. Und nicht vergessen: leichtes Lockern und Dehnen vor und nach Ihren Trainingseinheiten.

Checkliste – was sollte ich beim Training beachten?

Das ist falsch	Das ist richtig
> Mangelndes Aufwärmen	> Einen Kaltstart vermeiden – wie beim Auto
> Zu schnell laufen	> Ruhiger Dauerlauf ist die Basis für Klasse
> Pensum zu schnell steigern	> Mit Geduld aufbauen – Schritt für Schritt
> Unrealistische Ziele setzen	> Nicht mit dem Kopf durch die Wand, wenn die Beine (noch) nicht wollen oder können
> Nach längerer Laufpause, älter als 35 kein Arztcheck	> Termin beim Sportmediziner
> Zu unregelmäßig laufen	> Regelmäßig trainieren, mit Trainingstagebuch
> Mit schlechten oder alten Schuhen loslaufen	> Die Schuhe sind wichtigster Teil der Ausrüstung
> Ungeduldiger Trainingsaufbau	> Trainingsprinzip: erst den Keller, dann das Dach
> Mangelnde Regeneration	> Das Training ist nur so gut wie die Erholung
> Die Körpersignale missachten	> Hören Sie auf Ihre Beine, achten Sie auf den Puls
> Immer auf derselben Strecke im gleichen Trott trainieren	> Mehr Abwechslung! Monotonie führt zu Stagnation
> Starken Muskelkater ignorieren	> Sie haben zu hart trainiert – ruhiger angehen!
> Keine Gymnastik, kein Ausgleichssport	> Zusätzlich Stretching und Kräftigung. Nur Laufen ist zu einseitig
> Sich durch/beim Laufen unter Stress setzen	> Training soll Aufbau sein, nicht Raubbau am Körper
> Bei Verletzungen weitertrainieren	> Achten Sie auf Ihre Körpersignale, reduzieren oder streichen Sie das Training
> Bei Fieber (Infekt) laufen	> Das Bett hüten, mit dem Training aussetzen

Trainingspläne

WOCHE 01	Herzfrequenzzone: .... bis		
MO	2 > 2 > 2 > 2 > 2 > 2 > 2 > 2 > 2 > > > >	30 Min.	○ 2 Liter Wasser ○ Entspannung ○ 2 Portionen Obst ○ Motivation
DI			○ 2 Liter Wasser ○ Entspannung ○ 2 Portionen Obst ○ Motivation
MI	2 > 2 > 2 > 2 > 2 > 2 > 2 > 2 > 2 > > > >	30 Min.	○ 2 Liter Wasser ○ Entspannung ○ 2 Portionen Obst ○ Motivation
DO	Aktive Ergänzung für die Trainingswoche, z. B. Spazierengehen/Wandern oder Schwimmen		○ 2 Liter Wasser ○ Entspannung ○ 2 Portionen Obst ○ Motivation
FR			○ 2 Liter Wasser ○ Entspannung ○ 2 Portionen Obst ○ Motivation
SA	2 > 2 > 2 > 2 > 2 > 2 > 2 > 2 > 2 > > > >	30 Min.	○ 2 Liter Wasser ○ Entspannung ○ 2 Portionen Obst ○ Motivation
SO	Aktive Ergänzung für die Trainingswoche, z. B. Sauna		○ 2 Liter Wasser ○ Entspannung ○ 2 Portionen Obst ○ Motivation

WOCHE 02	Herzfrequenzzone: .... bis		
MO	3 > 3 > 3 > 3 > 3 > 3 > 3 > > > >	30 Min.	○ 2 Liter Wasser ○ Entspannung ○ 2 Portionen Obst ○ Motivation
DI			○ 2 Liter Wasser ○ Entspannung ○ 2 Portionen Obst ○ Motivation
MI	3 > 3 > 3 > 3 > 3 > 3 > 3 > > > >	30 Min.	○ 2 Liter Wasser ○ Entspannung ○ 2 Portionen Obst ○ Motivation
DO	Aktive Ergänzung für die Trainingswoche, z. B. Sauna		○ 2 Liter Wasser ○ Entspannung ○ 2 Portionen Obst ○ Motivation
FR			○ 2 Liter Wasser ○ Entspannung ○ 2 Portionen Obst ○ Motivation
SA	3 > 3 > 3 > 3 > 3 > 3 > 3 > > > >	30 Min.	○ 2 Liter Wasser ○ Entspannung ○ 2 Portionen Obst ○ Motivation
SO	Aktive Ergänzung für die Trainingswoche, z. B. Spazierengehen/Wandern oder Schwimmen		○ 2 Liter Wasser ○ Entspannung ○ 2 Portionen Obst ○ Motivation

> bedeutet 1 Minute Gehpause

○ Zur Kontrolle: Die tägliche Empfehlung, um Trainingsfortschritte zu unterstützen

WOCHE 03	Herzfrequenzzone: .... bis		
MO	5 > 4 > 5 > 4 > 5 > > >	30 Min.	○ 2 Liter Wasser ○ Entspannung ○ 2 Portionen Obst ○ Motivation
DI			○ 2 Liter Wasser ○ Entspannung ○ 2 Portionen Obst ○ Motivation
MI	5 > 4 > 5 > 4 > 5 > > >	30 Min.	○ 2 Liter Wasser ○ Entspannung ○ 2 Portionen Obst ○ Motivation
DO	Aktive Ergänzung für die Trainingswoche, z. B. Spazierengehen/Wandern oder Schwimmen		○ 2 Liter Wasser ○ Entspannung ○ 2 Portionen Obst ○ Motivation
FR			○ 2 Liter Wasser ○ Entspannung ○ 2 Portionen Obst ○ Motivation
SA	5 > 4 > 5 > 4 > 5 > > >	30 Min.	○ 2 Liter Wasser ○ Entspannung ○ 2 Portionen Obst ○ Motivation
SO	Aktive Ergänzung für die Trainingswoche, z. B. Sauna		○ 2 Liter Wasser ○ Entspannung ○ 2 Portionen Obst ○ Motivation

WOCHE 04	Herzfrequenzzone: .... bis		
MO	6 > 6 > 6 > 6 > > >	30 Min.	○ 2 Liter Wasser ○ Entspannung ○ 2 Portionen Obst ○ Motivation
DI			○ 2 Liter Wasser ○ Entspannung ○ 2 Portionen Obst ○ Motivation
MI	6 > 6 > 6 > 6 > > >	30 Min.	○ 2 Liter Wasser ○ Entspannung ○ 2 Portionen Obst ○ Motivation
DO	Aktive Ergänzung für die Trainingswoche, z. B. Sauna		○ 2 Liter Wasser ○ Entspannung ○ 2 Portionen Obst ○ Motivation
FR			○ 2 Liter Wasser ○ Entspannung ○ 2 Portionen Obst ○ Motivation
SA	6 > 6 > 6 > 6 > > >	30 Min.	○ 2 Liter Wasser ○ Entspannung ○ 2 Portionen Obst ○ Motivation
SO	Aktive Ergänzung für die Trainingswoche, z. B. Spazierengehen/Wandern oder Schwimmen		○ 2 Liter Wasser ○ Entspannung ○ 2 Portionen Obst ○ Motivation

Trainingspläne

WOCHE 05	Herzfrequenzzone: .... bis		
MO	7 > 7 > 7 >	30 Min.	○ 2 Liter Wasser ○ Entspannung ○ 2 Portionen Obst ○ Motivation
DI			○ 2 Liter Wasser ○ Entspannung ○ 2 Portionen Obst ○ Motivation
MI	7 > 7 > 7 >	30 Min.	○ 2 Liter Wasser ○ Entspannung ○ 2 Portionen Obst ○ Motivation
DO	Aktive Ergänzung für die Trainingswoche, z. B. Spazierengehen/Wandern oder Schwimmen		○ 2 Liter Wasser ○ Entspannung ○ 2 Portionen Obst ○ Motivation
FR			○ 2 Liter Wasser ○ Entspannung ○ 2 Portionen Obst ○ Motivation
SA	7 > 7 > 7 >	30 Min.	○ 2 Liter Wasser ○ Entspannung ○ 2 Portionen Obst ○ Motivation
SO	Aktive Ergänzung für die Trainingswoche, z. B. Sauna		○ 2 Liter Wasser ○ Entspannung ○ 2 Portionen Obst ○ Motivation

WOCHE 06	Herzfrequenzzone: .... bis		
MO	10 > > 10 > > 10	30 Min.	○ 2 Liter Wasser ○ Entspannung ○ 2 Portionen Obst ○ Motivation
DI			○ 2 Liter Wasser ○ Entspannung ○ 2 Portionen Obst ○ Motivation
MI	10 > > 10 > > 10	30 Min.	○ 2 Liter Wasser ○ Entspannung ○ 2 Portionen Obst ○ Motivation
DO	Aktive Ergänzung für die Trainingswoche, z. B. Sauna		○ 2 Liter Wasser ○ Entspannung ○ 2 Portionen Obst ○ Motivation
FR			○ 2 Liter Wasser ○ Entspannung ○ 2 Portionen Obst ○ Motivation
SA	10 > > 10 > > 10	30 Min.	○ 2 Liter Wasser ○ Entspannung ○ 2 Portionen Obst ○ Motivation
SO	Aktive Ergänzung für die Trainingswoche, z. B. Spazierengehen/Wandern oder Schwimmen		○ 2 Liter Wasser ○ Entspannung ○ 2 Portionen Obst ○ Motivation

> bedeutet 1 Minute Gehpause

○ Zur Kontrolle: Die tägliche Empfehlung, um Trainingsfortschritte zu unterstützen

WOCHE 07	Herzfrequenzzone: .... bis		
MO	15 > > 15	30 Min.	○ 2 Liter Wasser ○ Entspannung ○ 2 Portionen Obst ○ Motivation
DI			○ 2 Liter Wasser ○ Entspannung ○ 2 Portionen Obst ○ Motivation
MI	15 > > 15	30 Min.	○ 2 Liter Wasser ○ Entspannung ○ 2 Portionen Obst ○ Motivation
DO	Aktive Ergänzung für die Trainingswoche, z. B. Spazierengehen/Wandern oder Schwimmen		○ 2 Liter Wasser ○ Entspannung ○ 2 Portionen Obst ○ Motivation
FR			○ 2 Liter Wasser ○ Entspannung ○ 2 Portionen Obst ○ Motivation
SA	15 > > 15	30 Min.	○ 2 Liter Wasser ○ Entspannung ○ 2 Portionen Obst ○ Motivation
SO	Aktive Ergänzung für die Trainingswoche, z. B. Sauna		○ 2 Liter Wasser ○ Entspannung ○ 2 Portionen Obst ○ Motivation

WOCHE 08	Herzfrequenzzone: .... bis		
MO	30	30 Min.	○ 2 Liter Wasser ○ Entspannung ○ 2 Portionen Obst ○ Motivation
DI			○ 2 Liter Wasser ○ Entspannung ○ 2 Portionen Obst ○ Motivation
MI	30	30 Min.	○ 2 Liter Wasser ○ Entspannung ○ 2 Portionen Obst ○ Motivation
DO	Aktive Ergänzung für die Trainingswoche, z. B. Sauna		○ 2 Liter Wasser ○ Entspannung ○ 2 Portionen Obst ○ Motivation
FR			○ 2 Liter Wasser ○ Entspannung ○ 2 Portionen Obst ○ Motivation
SA	30	30 Min.	○ 2 Liter Wasser ○ Entspannung ○ 2 Portionen Obst ○ Motivation
SO	Aktive Ergänzung für die Trainingswoche, z. B. Spazierengehen/Wandern oder Schwimmen		○ 2 Liter Wasser ○ Entspannung ○ 2 Portionen Obst ○ Motivation

So laufen Sie richtig

Laufen ist für den Menschen die ursprünglichste Bewegungsform. Darauf sollten wir uns besinnen – wenn wir darüber nachdenken, wie wir unseren Laufstil verbessern können. Und außerdem: Wir kommen barfuß auf die Welt. Daran sollten wir uns orientieren, wenn wir unseren Laufstil optimieren wollen.

Achten Sie einmal bewusst darauf, wie Ihr natürlicher Bewegungsablauf ist, wenn Sie barfuß laufen.

Wie läuft die natürliche Bewegung ab?

Flüssig und rund. Unser natürlicher Bewegungsablauf ist nicht so, dass wir mit jedem Schritt plump aufprallen – mit der Ferse als Puffer. Instinktiv fängt unser Körper die großen Kräfte ab, was je nach Tempo immerhin das Zwei- bis Vierfache unseres Körpergewichts betragen kann. Mit Hilfe der Bindegewebspolster im Fersenbereich, der Einwärtsdrehung bei der Landung (Pronation), der Beinmuskulatur von Hüft-, Knie- und Sprunggelenk wird jeder Schritt gedämpft und abgefedert. Und das funktioniert in etwa so:

> Der Bewegungsablauf beim Laufen sollte natürlich, also rund und flüssig sein. Setzen Sie die Arme aktiv ein, um zusätzlich Schwung zu geben.

- **Aufsetzen.** Während der Landephase berührt der Fuß den Boden mit dem hinteren Fersenaußenrand. Gebeugtes Hüft-, Knie- und oberes Sprunggelenk dienen als Federungselemente.
- **Stützphase:** Kurzfristig wird der ganze Fuß aufgesetzt und geht dann in die Abrollphase über.
- **Abdrücken:** Die Abstoßbewegung läuft über den Mittelfuß und den Großzehenballen ab.

Auf welche Feinheiten muss ich beim Laufen achten?

Eine wichtige Rolle spielt der Körperschwerpunkt. Dieser liegt leicht vor der Hüfte. Während Sie laufen, bewegt sich der Körperschwerpunkt nicht nur nach vorn, sondern auch ständig auf und ab (Schwebephase/Stützphase). Ein flüssiger Laufstil, nicht das Springen, sollte Ziel unserer Bemühungen sein. Das kostet einfach weniger Energie, weil sich Ihr Körperschwerpunkt nur minimal auf- und abbewegt.

Der perfekte Laufstil – das wäre ein leichter, fließender, eleganter Bewegungsablauf:

- Die Schritte sind flüssig und nicht zu groß (kostet nur unnötige Energie).
- Das Kinn bzw. den Kopf hoch nehmen, die Augen schauen nach vorn.
- Der Oberkörper ist aufrecht, nur leicht nach vorn geneigt.

Einsteigen

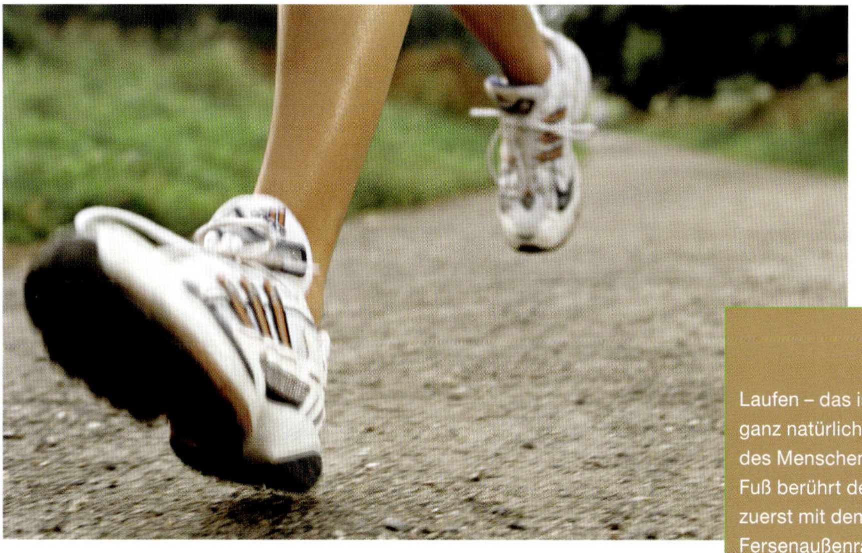

Laufen – das ist eine ganz natürliche Gangart des Menschen. Der Fuß berührt den Boden zuerst mit dem hinteren Fersenaußenrand.

> Die Schultern sind entspannt, sie pendeln nicht vor oder zurück.
> Das Becken ist dabei leicht nach vorn gekippt.
> Die Arme – nicht der Oberkörper – schwingen im Schultergelenk mit, und zwar zügig und parallel zum Körper. Die Ellbogen werden dabei im rechten Winkel gehalten.
> Die Hände bleiben locker: Die Fäuste sind nicht geballt.

Muss mein Laufstil denn perfekt sein?

Nein. Machen Sie sich keinen Stress: Die meisten haben nun mal ihren eigenen, eigenwilligen Stil. Es kann auch keine Norm geben. Der Laufstil ist bis zu einem gewissen Grad durch den Körperbau und die Struktur der Muskulatur vorgegeben. Oft ist ein verspannter Nacken oder Rücken Ursache für ungelenke Armführung. In so einem Fall ist gezieltes Stretching wichtig, um Verspannungen zu lösen.

Einen ganz neuen, lupenreinen Stil können Sie sich kaum mehr zulegen. Sie können jedoch den Laufstil korrigieren, optimieren – dies sollten Sie auch tun.

Hilfreich ist eine Videolaufstilanalyse, zum Beispiel während eines Laufseminars. Wenn Sie stilistisch richtig laufen, macht es nicht nur mehr Spaß, Sie laufen auch müheloser (und schneller) – und Sie kommen vor allem verletzungsfrei über die Runden.

Wie finde ich die richtige Schrittlänge?

Beim Laufen geht es nicht um möglichst große, raumgreifende Schritte. Im Gegenteil: Bei vielen ist der Laufschritt zu lang. Sie vergeuden unnötig Energie, weil der Fuß zu weit vor dem Körperschwerpunkt aufsetzt und den Schwung abbremst, der gerade durch die Vorwärtsbewegung entsteht.

Der Atem ist pure Energie. Durch regelmäßiges Laufen wird automatisch auch die Fähigkeit des Körpers trainiert, mehr Sauerstoff aufzunehmen.

Die optimale Schrittlänge haben Sie, wenn der Fuß knapp vor der Körperachse, also genau unter Ihrem Körperschwerpunkt aufsetzt. Dafür ist allerdings ein gutes Koordinationsgefühl nötig.

Das lässt sich auf natürliche Weise im Gelände oder im Wald trainieren. Beim Trail Running (siehe auch Seite 106 f.) wird der Schritt automatisch kürzer.

Wie bewege ich die Arme richtig?

Die Arme sollen eine Hilfe beim Laufen sein, nicht bloß ein Anhängsel. Es ist schlecht, wenn Sie die Arme kaum oder nur wenig einsetzen. Denn mit effektiven Armbewegungen können Sie die Arbeit der Beine, also die Vorwärtsbewegung, stark unterstützen. Einfache Rechnung: Je ökonomischer die Bewegungen, umso geringer der Energieverbrauch – desto größer die Leistungsfähigkeit.

> Die Arme sollen leicht angewinkelt sein und parallel zum Körper schwingen, nicht vor dem Körper. Ober- und Unterarme bilden einen rechten Winkel.
> Die Hände sollen leicht geöffnet sein, Handrücken zeigen nach außen, Daumen nach oben. Keine Faust machen, das kostet unnötig Kraft.
> Die Schultern und der Nacken sind entspannt und nicht aktiv an der Bewegung beteiligt.

Wie atme ich richtig?

Dieser einfache Vorgang wird oftmals unnötig verkompliziert. Durch den Mund oder durch die Nase atmen? Im Dreier- oder Vierertakt ein- und ausatmen? Starre Vorgaben für das Atmen haben sich als unsinnig erwiesen.

Sie können sich nämlich darauf verlassen, dass Ihr Organismus den Sauerstoffbedarf ganz automatisch regelt, die Atmung passt sich immer dem Schrittrhythmus an, bei Anstrengung holt er sich schon die nötige Portion Luft – durch schnelleres Atmen.

Die Atmung ist ein natürlicher Vorgang und soll es auch bleiben. Sie sollten allerdings darauf achten, ganz bewusst tief und vollständig auszuatmen. Dadurch vergrößern Sie die Vitalkapazität Ihrer Lunge, also die maximal nutzbare Luftmenge.

Je kräftiger Sie ausatmen, umso tiefer werden Sie auch einatmen.

Einsteigen

Wie wichtig ist das Aufwärmen vor dem Training?

Ein Kaltstart ist nicht nur beim Auto bedenklich. Bevor Sie Ihren Körper stärker belasten, sollten Sie erst mal sanft seine Betriebstemperatur erhöhen. Sie kennen das von Leistungssportlern: Die laufen sich immer gründlich ein, um Muskulatur und Organismus auf die Höchstleistung vorzubereiten, die sie erbringen wollen.

So weit sind Sie noch nicht. Vor Ihrem Lauftraining ist ein spezielles Aufwärmen nicht nötig. Aber bitte powern Sie nicht gleich los. Drosseln Sie in den ersten Minuten bewusst das Tempo und laufen Sie noch langsamer als gewöhnlich – um Ihren Organismus schonend auf Touren zu bringen.

Warum soll ich auslaufen?

Ein typischer Anfängerfehler ist, das Training mit einem knackigen Endspurt zu beenden. Sie sollten es unbedingt vermeiden, die Belastung abrupt zu beenden. Das Gegenteil ist richtig: Drosseln Sie am Ende Ihrer Trainingsrunde noch mal das Tempo. Geben Sie Ihrem Kreislauf Gelegenheit, sich allmählich zu normalisieren. Gehen Sie die letzten Minuten Ihres Trainingslaufs langsam aus. Atmen Sie dabei kräftig ein und aus.

Was ist, wenn es nicht programmgemäß läuft?

Sie sollten sich auf jeder Stufe wohlfühlen, bevor Sie das Pensum erhöhen. Wenn es auf einem bestimmten Niveau

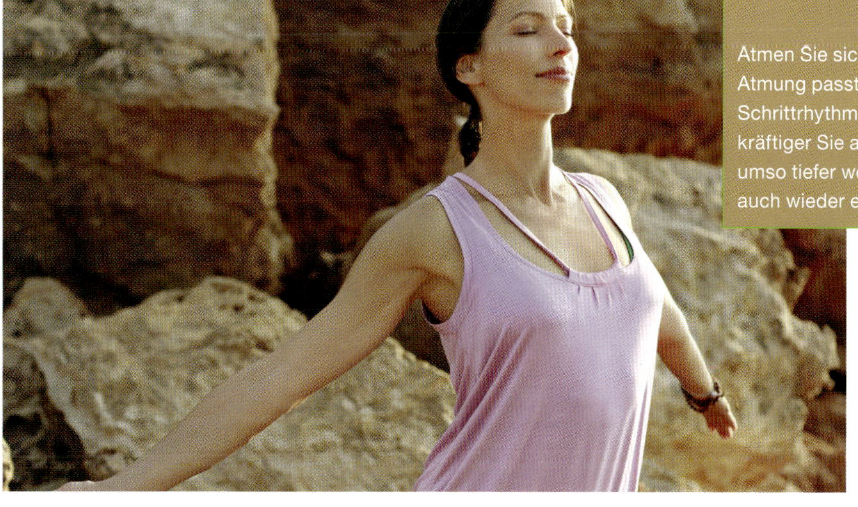

Atmen Sie sich frei. Die Atmung passt sich dem Schrittrhythmus an. Je kräftiger Sie ausatmen, umso tiefer werden Sie auch wieder einatmen.

schwierig für Sie wird, verlängern Sie einfach Ihr altes Programm um eine Woche. Gewöhnen Sie sich Schritt für Schritt an die Laufbelastung.

Nach ein paar Wochen werden Sie vielleicht schon feststellen, dass Ihnen das Training immer leichter fällt. Aber lassen Sie sich nicht verführen und verleiten, jetzt deutlich schneller zu laufen als bisher. Das wäre wirklich ein Fehler. Es ist viel besser, jetzt etwas längere Strecken zu laufen.

Welche Rolle spielt das Lauftempo?

Noch einmal sei Ihnen ans Herz gelegt: Laufen Sie langsam! Die meisten, Anfänger wie Fortgeschrittene, laufen zu schnell. Schnelles Laufen bringt keineswegs rasch Ausdauerfitness oder verbrennt schnell Fett – dieses Missverständnis ist immer noch verbreitet.

Das Gegenteil ist richtig: Langsames Laufen, längere Strecken und langfristige Planung – nur das bringt Erfolg.

Der Puls zeigt den richtigen Weg. Ein Wert von 130 wird nicht zu Unrecht »Gesundheitspuls« genannt. Das ist ein Dauerlauftempo, bei dem Sie sich noch gut unterhalten können (»Laufen, ohne zu schnaufen«). Aber diese Frequenz kann nur ein grober Richtwert sein. Jeder hat seinen individuellen, optimalen Bereich (siehe auch Seite 45 ff.).

Achtung, Überlastung!

Der Muskelkater ist ein Muskelschmerz, der ein, zwei Tage nach einer neuartigen Belastung auftritt – ein ganz natürliches Signal des Körpers, wenn er noch Anpassungsschwierigkeiten hat.

Früher nahm man an, dass Muskelkater das Resultat von zu viel produzierter Milchsäure (Laktat) in den Muskeln ist. Stimmt nicht. Tatsächlich sind für den Muskelkater kleinste Verletzungen (Mikrotraumen) in der Muskulatur verantwortlich, die mit Entzündungen einhergehen. Sie entstehen, wenn die Muskeln eine Belastung noch nicht gewohnt waren. Zudem übersäuert die Muskulatur durch Überbeanspruchung. Milchsäure und Schlacken setzen sich ab, stören die Durchblutung und reizen das Gewebe. Ein Muskelkater kann drei bis vier Tage anhalten.

Sie müssen einen Muskelkater zwar nicht tragisch nehmen, aber durch dosiertes Training lässt er sich vermeiden. Leichter Muskelkater ist unangenehm, doch nicht weiter schlimm. Was kann helfen? Zum Beispiel durchblutungsfördernde Maßnahmen wie:

- Warme Bäder, Sauna
- Leichtes Stretching
- Betont langsames Laufen (50-prozentige Intensität) zur aktiven Erholung

Massagen haben kaum Einfluss auf den Verlauf des Muskelkaters.

Was kann ich tun, um Muskelkater zu vermeiden?

Bauen Sie das Training planmäßig und dosiert auf – so schützen Sie sich am besten vor Überlastungen. Starker Muskelkater sollte grundsätzlich vermieden werden. Denn er ist ein schmerzhaftes Zeichen von Überlastung und ungenügender Vorbereitung.

Was kann ich gegen Seitenstechen tun?

Der Schmerz kann mehrere Ursachen haben, eine wissenschaftlich eindeutige Erklärung gibt es bis heute nicht. Klar ist, dass Seitenstechen immer bei starker körperlicher Belastung auftritt. Es gibt mehrere Gründe für diese unangenehm schmerzenden Stiche unter dem Rippenbogen. Bei unerfahrenen Läufern wird Seitenstechen meist durch zu hohes Anfangstempo provoziert. Vermutlich ist das Zwerchfell, der wichtigste Atemmuskel, dann noch überfordert, also nicht hinreichend durchblutet und schlecht mit Sauerstoff versorgt. Manchmal können auch Blähungen oder eine zu umfangreiche Mahlzeit (also ein voller Magen) schuld sein. Durch die Erschütterungen beim Laufen wird an den »Aufhängungen« der Verdauungsorgane, die am Zwerchfell befestigt sind, gezerrt.

Wie kann ich Seitenstechen in den Griff bekommen?

- Laufen Sie deutlich langsamer.
- Machen Sie unbedingt eine Pause, bis die Schmerzen abgeklungen sind.
- Drücken Sie, während Sie einatmen, mit der Hand in die schmerzende Stelle im Bauch. Lassen Sie anschließend gleichzeitig mit dem Ausatmen los.

> Unser Körper ist clever. Er meldet sich mit schmerzhaften Signalen, wenn wir ihn überlasten oder wenn etwas nicht wirklich rund läuft.

Wie kann ich Seitenstechen vermeiden?

- Das fängt mit der Trainingsplanung an: Verrschieben Sie das Training nach reichhaltigen Mahlzeiten um zwei bis drei Stunden.
- Vermeiden Sie ein zu schnelles Anfangstempo.
- Steigern Sie das Lauftempo allmählich und vorsichtig.
- Beherzigen Sie die Bauchatmung.
- Machen Sie regelmäßig Gymnastik, um Ihre Bauchmuskeln zu kräftigen.

Stretching als sinnvolle Trainingsergänzung

Das Lauftier Mensch kann viel von anderen Tieren lernen. Sie haben bestimmt schon mal beobachtet, was Hund oder Katze tun, ehe sie in die Gänge kommen. Richtig, sie recken und strecken (»Katzenbuckel«) und dehnen sich, sie bringen die Muskeln, die sie gleich gebrauchen werden, in einer natürliche Spannung. Sie tun das instinktiv. Tiere wissen von Natur aus, was ihnen guttut.

> Wenn Sie regelmäßig stretchen, verringern Sie das Verletzungsrisiko und verkürzen auch die Regenerationszeiten.

Wir Lauftiere sollten uns auch darauf besinnen. Viele Läufer sind oftmals ausgesprochen steif in der Muskulatur. Wer dann auch noch versucht, aus dem Stand sofort Höchstleistungen zu bringen, läuft Gefahr, seinen Körper zu überfordern. Schlimmer noch: Das Verletzungsrisiko steigt.

Was bringt Stretching?

Dehnen – diese Übungen sind unter einem wesentlich flotteren Begriff wieder populär geworden: Stretching. Auch wenn es von manchen bestritten wird: Durch richtige Dehngymnastik werden die Muskeln und Gelenke geschmeidiger und beweglicher, Stretching bereitet auf Bewegung vor und hilft, den Übergang von körperlicher Ruhe zu energievoller Bewegung ohne große Belastung zu schaffen und hinterher die Spannung wieder abzubauen.

Dehn- und Lockerungsübungen sollten für jeden Läufer unverzichtbarer Teil des Trainings sein. Durch diese Art des gründlichen Aufwärmens lernen Sie außerdem Ihren Körper kennen. Wer unter Verspannungen leidet, kann durch regelmäßiges Stretching Körpergefühl und Körperbewusstsein verbessern.

Welche Stretchingübungen sollte ich regelmäßig machen?

Acht Dehnungsübungen:

1. Wadenmuskel und Achillessehne

Mit den Händen an Baum oder Wand abstützen. Ein Bein gestreckt weit nach hinten schieben, dabei die Ferse flach aufsetzen. Körper gerade halten.

2. Tiefer Wadenmuskel und Achillessehne

Das zu dehnende Bein etwas nach hinten setzen und leicht in die Hocke gehen. Ferse bleibt flach aufgesetzt.

3. Rückseitige Oberschenkelmuskulatur

Die Ferse auf eine Auflage setzen, allerdings nicht zu hoch. Die Knie leicht beugen und den Oberkörper mit geradem Rücken nach vorn beugen, um die Bandscheiben nicht zu belasten.

4. Vorderseitige Oberschenkelmuskulatur

Im Stand ein Bein anwinkeln, am Fußgelenk umfassen und zum Po ziehen – dabei ein Hohlkreuz durch Anspannen der Gesäß- und Bauchmuskulatur vermeiden. Das Bein nicht seitlich ziehen. Gerade stehen, eventuell festhalten. Diese Übung schult auch die Balance.

5. Innenseite der Oberschenkel

Vorsichtig aus dem Stand in die Grätsche gleiten, dabei ein Hohlkreuz durch Anspannen der Rumpfmuskulatur vermeiden. Nach 20 Sekunden nach vorn beugen und mit den Händen abstützen, um noch andere Anteile der Adduktorengruppe zu dehnen.

6. Hüftbeugemuskeln

Aus dem Stand in den Ausfallschritt gehen, hinteres Bein gestreckt zurückschieben. Dabei nicht seitlich drehen. Ein Hohlkreuz durch Anspannen der Gesäß- und Bauchmuskulatur vermeiden. Diese Muskeln sind oft stark verkürzt – das kann zu Rückenschmerzen führen.

Wie ist Stretching richtig?

Stretching ist leicht. Halten Sie beim Stretching Ihren Rücken gerade. Es kommt vor allem auf ein entspanntes, kontinuierliches Dehnen an, alle Aufmerksamkeit soll den Muskeln gelten, die gerade gestreckt werden.

- Vorsichtig in die Spannung hineindehnen, bis zum leichten Zugempfinden; halten Sie den Dehnungsreiz rund 20 Sekunden.
- Entspannen Sie kurz (2 Sekunden).
- Stretchen Sie noch einmal – dieselbe Übung gefühlvoll noch etwas weiter als während der ersten Phase.
- Sie sollten auf keinen Fall wippen oder nachfedern und sich nicht ruckartig bewegen. Dadurch provozieren Sie den sogenannten Muskelspindelreflex – der Muskel spannt an, statt sich zu entspannen.
- Atmen Sie langsam, gleichmäßig, kontrolliert.
- Atmen Sie während der Vorwärtsbewegung aus.
- Atmen Sie, während Sie die Dehnung halten, langsam weiter.

7. Gesäßmuskulatur

In Rückenlage ein Bein anwinkeln, am Fußgelenk greifen und seitlich zur gegenüberliegenden Schulter ziehen. Das Knie sollte im rechten Winkel und das andere Bein gestreckt bleiben, das Becken liegt flach auf dem Boden.

8. Brustmuskulatur

Mit gewinkeltem Arm an Baum oder Wand lehnen und einen Schritt vorgehen. Brust nach vorn schieben. Das dehnt oft verkürzte Brustmuskeln und verbessert die Armhaltung beim Laufen.

Regelmäßiges Stretching und eine angemessene Kräftigung der Muskulatur bewahren Läufer vor sogenannten Dysbalancen.

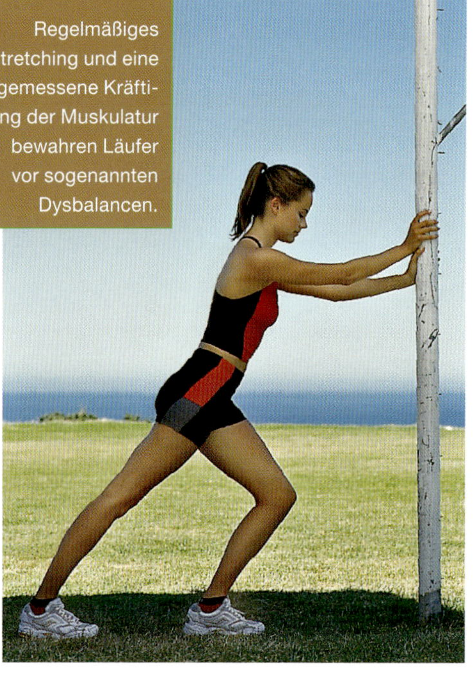

Vier Kräftigungsübungen:

1. Schulterblattmuskeln

Eine Fußlänge entfernt an einer Wand stehen. Angelehnten Körper mit den im rechten Winkel abstehenden Ellbogen von der Wand abdrücken. Arme dabei nicht absinken lassen. Die Übung verbessert die Armhaltung beim Laufen.

2. Seitliche Rumpfmuskulatur

In gestreckter Körperhaltung Hüfte anheben und in den Seitstütz gehen. Diese Position eine Weile halten. Bei schlechterem Trainingszustand das obere Bein vorsetzen. Fünf Wiederholungen.

3. Rückenmuskulatur

Aus dem Vierfüßlerstand diagonal den linken Arm und das rechte Bein in die Waagerechte anheben und einige Sekunden lang (ruhig bis zur Ermüdung) halten. Dabei das Becken nicht hochdrehen und ein Hohlkreuz vermeiden. Diese Übung auf beiden Seiten einige Male wiederholen.

4. Bauchmuskulatur

In Rückenlage die Beine anwinkeln und entspannen. Nur die Schultern abheben und halten, die Lendenwirbelsäule bleibt flach am Boden. Fünf Wiederholungen bis zur Ermüdung. Diese Übung stabilisiert die Beckenhaltung und beugt Seitenstechen vor.

Einsteigen

10 Tipps – Anlaufschwierigkeiten überwinden

1. Gehen Sie am Anfang einfach nur zehn Minuten flott, ehe Sie mit dem Laufen beginnen. Das hilft, um überhaupt erst mal in Gang zu kommen. Aber auch, den Kreislauf in Schwung zu bringen.

2. Wählen Sie für Ihre ersten Trainingseinheiten eine (flache) Strecke, auf der Sie ungestört sind. Da müssen Sie keine Foppereien ertragen, da ist auch die Versuchung geringer, über Ihre Verhältnisse zu laufen.

3. Belasten Sie zwei Stunden vor dem Training den Magen nicht mehr mit schwerer Kost. Trinken Sie vorher Mineralwasser oder Apfelschorle.

4. Laufen Sie zunächst langsamer, als Sie sich vorgenommen haben.

5. Laufen Sie zunächst eine kürzere Strecke als geplant.

6. Vermeiden Sie den typischen Anfängerfehler: zu große Schritte. Kurze Schritte sind weniger anstrengend.

7. Verabreden Sie sich, wenn möglich, mit einem Gleichgesinnten, der auf einem ähnlichen Niveau läuft. Gemeinsam läuft es sich leichter. Bestimmt gibt es in Ihrer Nähe einen der vielen Lauftreffs.

8. Legen Sie Ihre Lauftermine für die Woche fest. Lassen Sie keine Ausreden zu. Machen Sie aus Ihrem Trainingslauf eine feste Gewohnheit – damit Sie sich nicht jedes Mal neu überwinden müssen.

9. Tauschen Sie Lauferfahrungen mit anderen aus. Das erhöht nicht nur Ihre Motivation, Sie lernen sicher auch aus den Fehlern anderer – und Ihren eigenen.

10. Lernen Sie, in kleinen Schritten Ihr großes Ziel anzugehen. Die wichtigsten Tugenden dafür: Geduld, Beharrlichkeit und vernünftige Steigerung des Pensums.

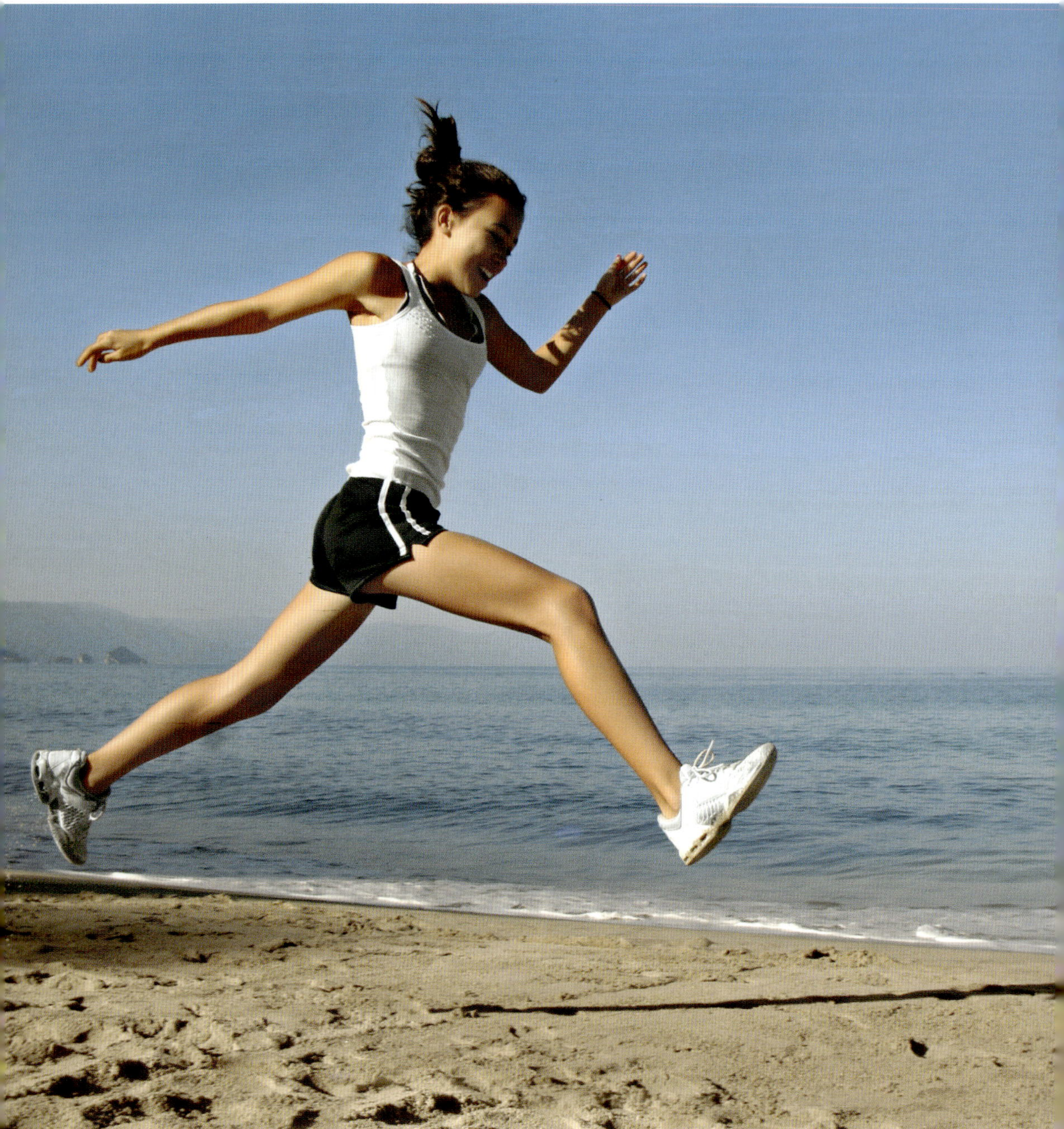

Die Kunst der Motivation

Mental fit fürs Laufen

Manchmal macht es uns das Wetter schwer. Zu kalt oder zu heiß oder zu stürmisch, oder die Wolken hängen einfach tief. Manchmal ist es noch zu früh oder schon zu spät oder zu kurz nach dem Essen. Im Klartext: Der innere Schweinehund kläfft und will Sie zurückhalten. Und Sie lamentieren: Mensch, heute habe ich einen Durchhänger, einfach keine Lust zum Laufen. Dann sind vielleicht alle guten Vorsätze dahin. Und Sie denken: Mist, wenn mich doch jetzt nur einer aufbauen würde.

Das ist kein Drama, denn solche Krisen sind alltäglich. Fast jeder muss sie durchlaufen. Immer wieder. Tröstlich vielleicht: Diese Krisen sind ganz leicht zu überwinden. Denn sie lässt sich jederzeit aufbauen – die nötige Motivation. Jeder kann lernen, sich selbst Beine zu machen.

Was genau ist eigentlich Motivation?

Stopp! Zunächst müssen wir ein Missverständnis beseitigen. Wer auf den großen Kick durch andere wartet, denkt völlig falsch. Denn wirksame Energien können Sie von nirgendwo erwarten. Positiven Antrieb, also Motivation, finden Sie nur in sich selbst. Wir sollten deshalb grundsätzlich einmal klären, was Motivation denn wirklich ist.

Motivation, das Wort sagt es schon, ist sehr eng gekoppelt mit Motiven, also mit Beweggründen: Was treibt mich dazu? Wirklich motiviert bin ich, wenn ich einen Sinn in meinem Tun erkennen kann. Das ist ganz wichtig – erst innere Überzeugung lässt mich mit Freude und Engagement handeln, erzeugt die nötige Willenskraft und das Durchhaltevermögen.

> Motivation ist die Bereitschaft zu einem bestimmten Verhalten. Wir müssen ein Motiv haben, damit wir uns wirklich anstrengen.

Wie finde ich die richtige Einstellung?

Machen Sie sich immer wieder bewusst: Was ist tatsächlich Ihr Ziel? Für was trainieren Sie? Was wollen Sie wirklich durch regelmäßiges Lauftraining erreichen? Und warum?

Dieses Warum ist ganz entscheidend für Ihre Motivation. Also: Warum wollen Sie regelmäßig laufen? Genau, Sie wollen abnehmen, in Form kommen, in Form bleiben und sich fit fühlen.

Nicht die kurzfristigen Erfolge zählen, sondern wichtig ist, was Sie langfristig erreichen. Sie wollen doch Laufen zu einer festen Gewohnheit in Ihrem Leben machen, zu einem Teil in Ihrem Alltag, oder? Sie wollen doch möglichst die schiere Lust am Laufen erleben. Sie wollen doch durch Laufen den alltäglichen Stress abbauen. Und vor allem aber wollen Sie doch durch regelmäßiges Training Ihren Fettverbrennungsmotor am Laufen halten.

Gibt es einen mentalen Trick?

Ja. Sie können in Ihrem Kopf Kino spielen. Sie können mit Ihren Gedanken positive Bilder erzeugen. Sie können das gewünschte Ziel schon gedanklich erreicht haben. Sie können das Ziel visualisieren. Nutzen Sie diese Visualisierungstechnik.

Und noch einmal: Machen Sie sich Ihre Motive immer wieder klar – warum laufen Sie und was wollen Sie damit erreichen? Die Antwort ist wichtig. Denn nur dann können Sie die richtige Einstellung entwickeln. Und nur dann wird sich jener Spaß beim Training einstellen, der beflügelt und über alle Tiefs hinweghilft.

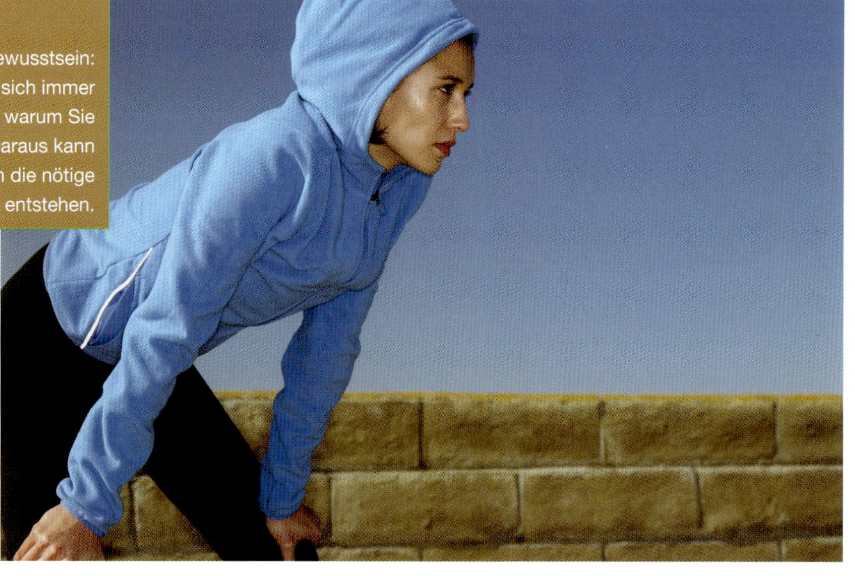

Zielbewusstsein: Machen Sie sich immer wieder klar, warum Sie laufen. Daraus kann auch die nötige Motivation entstehen.

Motivation

Die ersten Schritte in ein neues Leben

Laufen ist Willenssache und Laufen ist Willenstraining. Laufen beginnt im Kopf. Deshalb ist zu Anfang die richtige Einstellung ganz besonders wichtig.

> Denken Sie in einem größeren Zeitraum. Nicht der schnelle Erfolg ist entscheidend, sondern was Sie in drei Monaten erreichen wollen. Nehmen Sie sich dementsprechend Zeit.
> Akzeptieren Sie, dass Sie nicht sofort Ihr Ziel erreichen und den Erfolg sehen, sondern Schritt für Schritt.
> Zählen Sie anfangs beim Laufen nicht die Kilometer, sondern die Minuten.

Wie kann ich den inneren Schweinehund überwinden?

Selbstmotivation ist eine positive Energiequelle – die wichtigste, die uns zur Verfügung steht. Sie sprudelt nur, wenn Sie sich klare Ziele setzen. Wie gesagt: Ihre Ziele müssen erreichbar sein, Schritt für Schritt.

Diese Strategie der kleinen Schritte ermöglicht wichtige Zwischenresultate – und die bescheren kleine, motivierende Erfolgserlebnisse.

Wie kann ich Rückschläge wegstecken?

Setzen Sie sich realistische Ziele. Sich Ziele zu setzen, diese Ziele nicht aus den Augen zu verlieren, Misserfolge und Rückschläge wegstecken zu können – das ist schwer. Aber bitte vergessen Sie nicht: Auch Sie können das spielend lernen. Stellen Sie sich das Erreichen Ihres Ziels in allen Facetten vor. Visualisieren Sie, wie Sie leicht und locker laufen. Spüren Sie Freude und Ihr Glück während des Laufens. Wie Sie Ihren Pfunden davonlaufen. Durch diese Visualisierung lösen Sie im Gehirn die nötige emotionale Intensität aus, die schließlich Begeisterung in Gang setzt.

Muss ich mein Training immer stur durchziehen?

Nein. Bleiben Sie flexibel. Eine gewisse Trainingsdisziplin sollte schon sein. Aber machen Sie sich bloß nicht verrückt – machen Sie sich nicht selbst zum Sklaven eines absolut peniblen Trainingsplans. Sie müssen nämlich gar nichts. Sie wollen doch vor allem eines: Spaß haben. Wenn es mal nicht gut läuft, gönnen Sie sich zwischendurch Gehpausen. Und warum nicht spontan auch das Pensum ändern?

Wie kann ich mich selbst erfolgreich motivieren?

10 kleine Tricks

1. Legen Sie vor dem Training Ihre Lieblingspowermusik auf – so können Sie sich schnell positiv aufladen.
2. Hüpfen Sie. Das ist ein erster Schritt, wenn Sie aus der Lethargie in Aktion kommen wollen.
3. Führen Sie sich immer wieder Ihr langfristiges Ziel vor Augen.
4. Besinnen Sie sich regelmäßig auf Ihre Stärken. Fragen Sie sich täglich: Was ist heute für mich gut gelaufen?
5. Erinnern Sie sich auf dem Weg zu Ihrem Ziel an alte Erfolge – und das gute Gefühl, das Sie dabei hatten.
6. Arbeiten Sie mit positiven Affirmationen, um Ihr Selbstbewusstsein zu stärken. »Ich mache meine Sache richtig gut.« »Ich bin innerlich sehr stark und halte durch.« »Ich lasse mich von meinem Weg nicht abbringen.« »Ich weiß, dass ich erfolgreich abnehmen werde.« Positive Affirmationen stabilisieren die Motivation.
7. Denken Sie sich große Aufgaben klein. Große Aufgaben verlieren ihren Schrecken, wenn Sie sie in handliche Portionen zerlegen und diese dann nacheinander anpacken.
8. Verzweifeln Sie nicht an Schwierigkeiten. Betrachten Sie Probleme als Chance, die persönliches Wachstum ermöglichen.
9. Planen Sie am Wochenende einen geselligen Lauf mit anderen – und gönnen Sie sich anschließend ein feines Frühstück.
10. Loben Sie sich, wenn Sie etwas gut hinbekommen haben.

Motivation

Wenn es gar nicht geht, lassen Sie ruhig einmal eine Trainingseinheit aus. Gehen Sie stattdessen einfach spazieren oder fahren Sie ein Stündchen mit dem Rad durch die Gegend.

Wie kann ich Abwechslung ins Training bringen?

Die tägliche Laufroutine – immer wieder dieselbe Runde – kann auf die Dauer mürbe machen. Laufen Sie gegen die Langeweile an. Es gibt einige einfache Möglichkeiten, wie Sie Ihr Training variieren können:

> Testen Sie neue Routen, suchen Sie sich neue Strecken.
> Laufen Sie zu unterschiedlichen Tageszeiten.
> Laufen Sie unterschiedlich lange Distanzen.
> Lassen Sie sich zum Beispiel auch mal irgendwo absetzen und laufen Sie dann nach Hause.

Sollte ich mir Mitläufer suchen?

Ja, unbedingt! Die meisten trainieren solo. Manchmal unfreiwillig, oft aber auch freiwillig. Dabei kann ein Trainingspartner sehr hilfreich sein. Sie werden sich, gerade wenn Sie mal keine Lust zum Laufen haben, bestimmt leichter aufraffen – schon um den anderen nicht hängen zu lassen. Außerdem vergehen längere Distanzen wie im Flug, wenn man sie plauschend (ganz nebenbei eine gute Pulskontrolle) zu zweit oder in der Gruppe überwindet.

Am besten geht das, wenn Sie mit einem etwa gleich starken Partner unterwegs sind – sodass sich keiner einbildet, er würde den anderen ausbremsen.

Sie können sich auch – zum Beispiel einmal in der Woche – einem Lauftreff anschließen. Dort lassen sich »laufend« Erfahrungen austauschen.

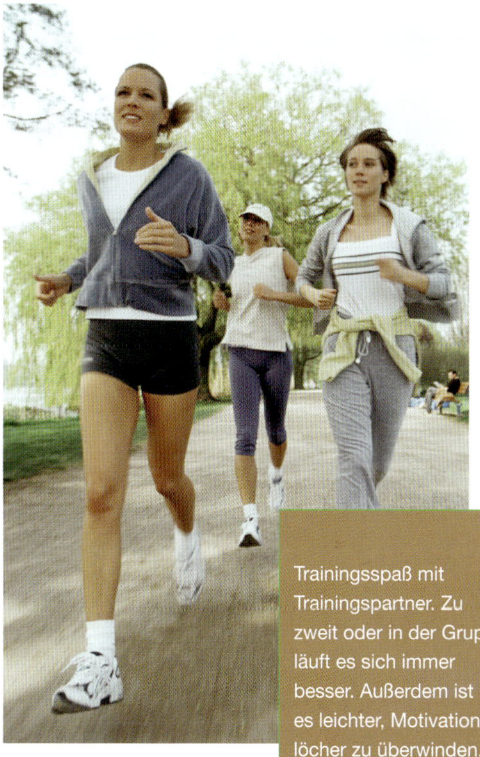

Trainingsspaß mit Trainingspartner. Zu zweit oder in der Gruppe läuft es sich immer besser. Außerdem ist es leichter, Motivationslöcher zu überwinden.

Musik als motivierende Kraft fürs Training

Wahrscheinlich haben es die meisten schon am eigenen Leib erfahren: wie belebend oder entspannend Musik wirken kann. Je besser der Groove, desto eher verspüren wir ein Bedürfnis, uns zur Musik zu bewegen.

Unbestritten hat Musik Wirkung auf uns. Musik kann traurig und fröhlich machen, beruhigen, besänftigen, aufputschen. Auch beim Training gilt: Mit Musik geht alles leichter. Egal, ob mit sanfter Klassik oder dem Groove von fetzigem Rock – mit dem richtigen Rhythmus können wir in uns zusätzliche Kräfte wecken, uns entspannen, motivieren, mobilisieren – je nachdem. »Musik ist eine erstaunliche Schnellstraße zwischen Gehirn und Emotionen«, erklärt der Sportpsychologe Ulrich Kuhl.

Doch erst vor Kurzem haben amerikanische und britische Sportpsychologen mit Studien belegt: Musik steigert tatsächlich die Leistung. Motivation und Koordination verbessern sich, leichte Belastungsschmerzen werden überlagert, und eine eventuelle Monotonie und

Wie stelle ich meine Songs zusammen?

Einen Lieblingspowersong zu finden ist noch nicht so schwer. Aber wie stelle ich mir eine Musikauswahl zusammen, die mich über eine ganze Trainingseinheit trägt? Nützliche Tipps vom Magazin Runner's World:

> Zu Beginn des Trainings, wenn die Muskulatur aufgewärmt und das Tempo gefunden werden soll, ist Hardrock eher kontraproduktiv. Anfangs bieten sich Songs mit einer BPM-Zahl (Beats per minute) von 135 bis 160 an, die also weder zu schnell noch zu langsam sind.
> Wenn das Tempo schneller werden soll, helfen dynamische Rocksongs oder Hip-Hop mit treibendem Beat (bis 165 BPM).
> Für Trainingsphasen, die mühsam sind, können euphorische Songs helfen, die Stück für Stück Spannung aufbauen (etwa »Where the Streets Have No Name« von U2 oder »Politik« von Coldplay).
> Am Ende des Trainings können dann Powersongs (etwa von Meat Loaf oder Aerosmith) noch einmal richtig Beine machen.

Müdigkeit wird fürs Erste verdrängt oder sogar ganz vergessen.

Wissenschaftler der Universität im US-Staat Pennsylvania fanden heraus, dass Jogger mit Musik leichter den richtigen Laufrhythmus finden und insgesamt entspannter laufen: Die Atmung wird tiefer und gleichmäßiger. So bekommen die arbeitenden Muskeln genau so viel Sauerstoff, wie sie verbrauchen. Dadurch bleibt die Muskulatur länger locker, wird besser durchblutet, und der Sportler hält länger durch. Trainiert der Sportler nämlich zu schnell oder kommt er aus dem Rhythmus, entsteht Milchsäure. Die macht ja bekanntlich die Muskeln lahm.

Dank neuer Technik ist Laufen mit Musik total im Trend. Kassetten- und CD-Player der jüngsten Generation laufen erschütterungsfrei. Und für MP3- und MiniDisc-Player ist dies ohnehin kein Problem mehr.

Ein Problem besteht aber weiterhin: Wer seinen »Porty« in der Hand trägt, läuft Gefahr, sich tückische Schulterschmerzen zu holen. Besser, wenn man also die mobile Musikbox zum Beispiel in einen federleichten und elastischen Gürtel (»Tune Belt« aus weichem Neopren) steckt.

Rock, Pop oder Hip-Hop, Metall oder Techno – was ist bei so vielen Möglichkeiten eigentlich die richtige Musik zum Sport? Der Psychologieprofessor Costas Karageorghis (Brunel University, London) hat den Zusammenhang zwischen Musikwahl und Pulsfrequenz untersucht. Dabei fand er heraus, dass Songs mit einem schnellen Rhythmus, also über 120 BPM (Beats per minute), bei Herzfrequenzen von rund 85 Prozent des Maximalpulses zu den besten Leistungen führen können.

Für ruhigere Läufe hingegen eignet sich eher Musik mit einem langsameren Rhythmus.

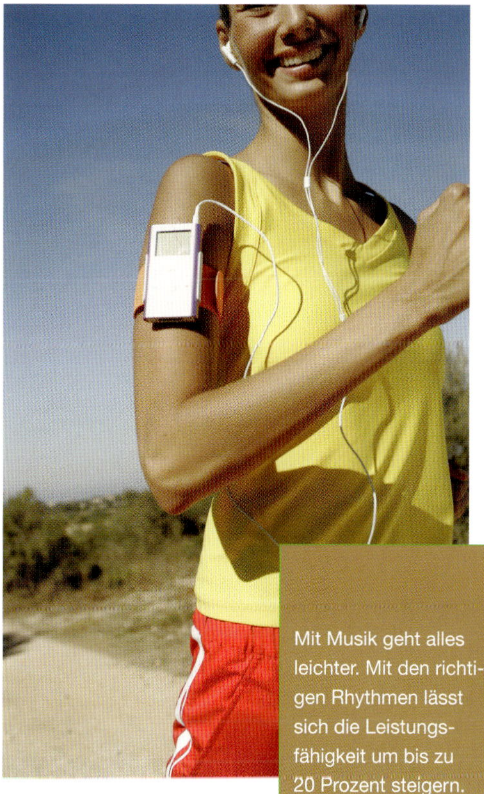

Mit Musik geht alles leichter. Mit den richtigen Rhythmen lässt sich die Leistungsfähigkeit um bis zu 20 Prozent steigern.

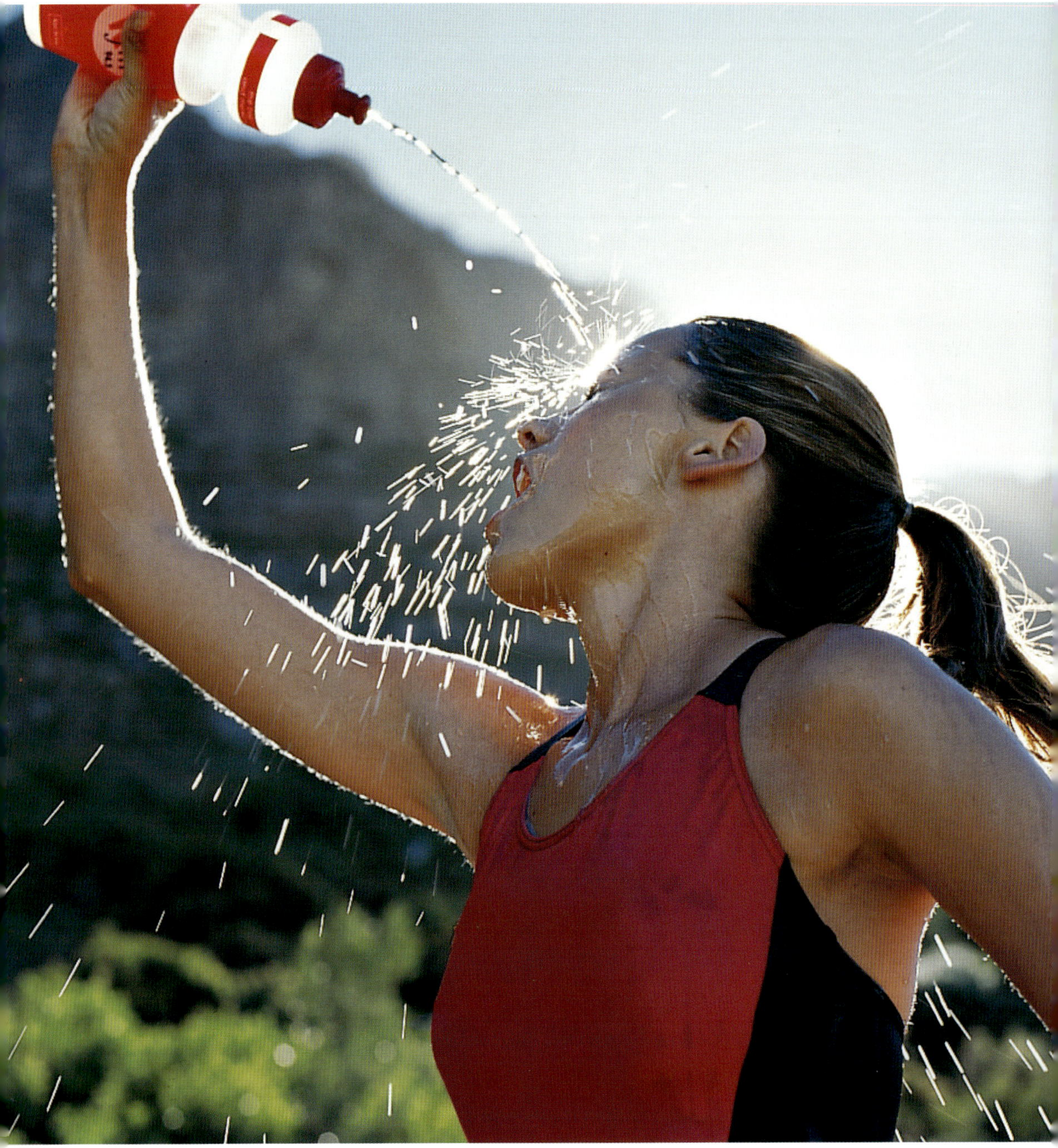

Das Training steigern

Strategien für längere Läufe

Wenn Sie rund drei Monate regelmäßig gelaufen sind, werden Sie feststellen, dass das Training immer leichter fällt. Gratulation, Sie sind nicht mehr Einsteiger, Sie sind jetzt Läufer!

Sie haben langsam ein gutes Fitnessniveau erreicht. Vermutlich möchten Sie das Laufen nicht mehr missen.

Machen Sie jetzt aber keinen neuen Anfängerfehler. Vermutlich juckt es Sie manchmal, Sie möchten jetzt flotter laufen, schneller.

Laufen Sie stattdessen lieber länger. Doch auch die Fähigkeit, längere Distanzen zu laufen, sollten Sie ganz allmählich aufbauen. Immer noch ist Geduld gefragt. Lassen Sie sich also Zeit. Nehmen Sie sich die nötige Zeit.

Das gilt auch fürs Abnehmen. Fest steht: Je langsamer Sie abnehmen, desto größer die Chance, das neue Gewicht auch zu halten – langfristig.

Wie erreiche ich ein höheres Niveau?

Monotonie stumpft ab. Das gilt auch für unseren Körper – und fürs Laufen. Eintönigkeit schadet nicht nur dem Spaß beim Laufen, sondern auch den gewünschten Trainingsfortschritten. Wenn Sie nämlich immer nur dieselbe Strecke mit demselben Tempo unterwegs sind, werden Sie einen geringeren Trainingseffekt erreichen, als wenn Sie das Training variabel gestalten.

Das Geheimnis des Erfolgs liegt also in der richtigen Wahl und Mischung der Trainingsmittel.

Wie sollte ich mein Trainingspensum steigern?

Nur wenn Sie immer wieder mal neue Trainingsreize setzen, wenn Sie also eine bestimmte Reizschwelle überschreiten, kann und wird sich der Körper auf einem höheren Niveau anpassen, und Ihr Leistungsvermögen wächst.

Wenn die Trainingsreize immer gleichmäßig und immer gleichartig und zu gering sind, stagnieren Sie in Ihrer Entwicklung. Das frustriert.

> Brechen Sie nichts übers Knie. Wenn es mal nicht so läuft, machen Sie eine Pause. Geduld! Respektieren Sie es, wenn Sie der Körper bremst.

Zu starke Reize sind allerdings schädlich. Nach erfolgter Trainingsanpassung verschiebt sich auch die Reizschwelle. Steigern Sie die Belastung ganz allmählich. Und zwar in dieser Reihenfolge:

> Laufen Sie erst häufiger: statt dreimal wöchentlich vielleicht vier- oder gar fünfmal.
> Laufen Sie dann längere Strecken.
> Zuletzt steigern Sie das Tempo.

60 Minuten laufen

Wenn Sie jetzt 30 Minuten beschwerdefrei durchlaufen, können Sie stolz auf sich und Ihre Leistung sein. Aber wetten, dass Sie irgendwann bestimmt auch mal längere Distanzen laufen wollen? Denn das Laufen an sich wird mehr und mehr mühelos, wenn Sie regelmäßig trainieren. Jetzt beginnt Laufen langsam wirklich Spaß zu machen.

Vorsicht, Übertraining! Geben Sie Ihrem Körper zwischen den Trainingseinheiten immer die nötige Zeit zur Erholung. Bauen Sie langsam auf.

Laufen gibt Ihnen auf Dauer mehr Selbstvertrauen und Energie. Und je länger Sie laufen können, umso stärker kurbeln Sie damit auch Ihren Stoffwechsel an.

Eine halbe Stunde am Stück zu laufen, ist schon richtig gut. Aber wenn Sie gar eine Stunde oder länger laufen können, geraten Sie in die wirklich interessante Dimension großer Fettverbrennung. Für die weiteren Fortschritte wäre es ideal, wenn Sie in Ihre Trainingsroutine jede Woche einen längeren, langsamen Lauf einbauen.

Wie wichtig sind Trainingspausen?

Nehmen Sie sich weiterhin vor, dreimal wöchentlich zu laufen. Und nach wie vor sollten Sie Ihrem Körper zwischendurch immer einen Tag Erholungspause gönnen. Nein, überfordern Sie sich nicht.

Wenn Sie wirklich Fortschritte machen wollen, sollten Sie zunächst einmal ein solides Fundament für Leistungszuwachs bauen. Geben Sie Ihrem Körper jeweils die Chance und die nötige Ruhe, um sich anzupassen – der Körper braucht diese Zeit zur Regeneration. Nur dann erzielen Sie die gewünschten Fitnessfortschritte.

Wie sich die Körpersysteme anpassen

Der Körper braucht natürlich seine Zeit, um sich auf die neuen Belastungen einzustellen. Dosieren Sie also das Training, damit sich der Körper nach und nach an die geforderten Belastungen anpassen kann. Wenn Sie dieses Naturgesetz nicht beachten, drohen Überlastungsproble-

Steigern

me an Muskeln und Sehnen. Während sich das Herz-Kreislauf-System relativ schnell an die neuen Belastungen anpasst, brauchen Knochen und Knorpel deutlich länger dafür.

Wie steigere ich mein Training?

Das Prinzip ist einfach: Sie legen Schritt für Schritt zu, bauen langsam, Stück für Stück, Ihre Ausdauer auf.

> Sie laufen jede Woche mindestens dreimal. Planen Sie feste Tage ein. Machen Sie Laufen zur Gewohnheit.
> Einmal steht ein längerer Lauf auf Ihrem Trainingsplan. Steigern Sie sich jede Woche ein bisschen mehr. Bis Sie eine Stunde am Stück schaffen.
> Zusätzlich sollten Sie alternativ einmal pro Woche Radfahren, Schwimmen, Nordic Walking, Seil- oder Trampolinspringen, Inlineskaten und ein Krafttraining einbauen (siehe Seite 93 ff.)
> Empfehlenswert ist auch ein wöchentlicher Saunabesuch (Regeneration).
> Zum Standardtraining sollte ein ausreichendes Stretching gehören.

Was tun, wenn es mal nicht so läuft?

An manchen Tagen läuft es vielleicht nicht so gut. Hören Sie auf die Signale Ihres Körpers, stecken Sie, wenn nötig, zurück. Gehen Sie ruhig zwischendurch, wenn es nicht anders geht. Das macht doch nichts. Packen Sie erst dann neue Kilometer auf Ihr Pensum, wenn Sie sich dabei auch wirklich wohlfühlen.

Wenn Sie eine Woche oder zwei hinter dem Trainingsplan bleiben – na und? Bauen Sie sich Schritt für Schritt auf.

Anpassung der Körpersysteme

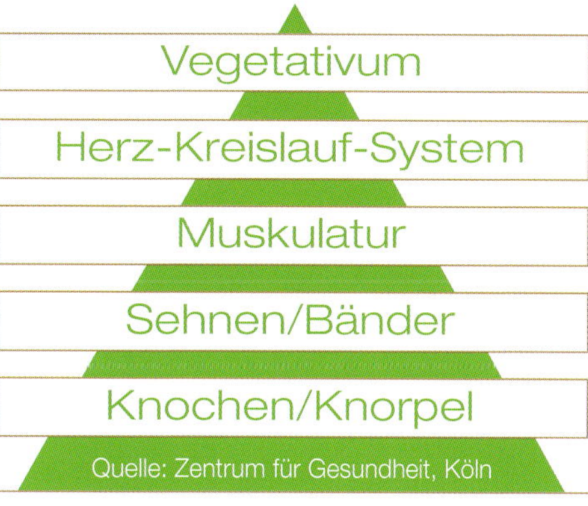

Quelle: Zentrum für Gesundheit, Köln

Lohnt es, wenn ich frühmorgens laufe?

Ja. Wenn Sie sich überwinden können, vor dem Frühstück zu laufen, wird der Körper schneller auf Fettverbrennung umschalten müssen. Warum? Sie haben seit dem Abend nichts mehr gegessen, die Glykogenspeicher sind jetzt nicht leer, aber doch unterversorgt.

Auf den nächsten Seiten finden Sie Ihre Trainingspläne ...

Trainingspläne

WOCHE 01	Herzfrequenzzone: .... bis		
MO	Lauftraining: 30 Minuten Dauerlauf	30 Min.	○ 2 Liter Wasser ○ Entspannung ○ 2 Portionen Obst ○ Motivation
DI	Aktive Ergänzung für die Trainingswoche: 20 Minuten Krafttraining		○ 2 Liter Wasser ○ Entspannung ○ 2 Portionen Obst ○ Motivation
MI	Lauftraining: 30 Minuten Dauerlauf	30 Min.	○ 2 Liter Wasser ○ Entspannung ○ 2 Portionen Obst ○ Motivation
DO	Aktive Erholung für die Trainingswoche, z. B. Spazierengehen/Wandern oder Schwimmen		○ 2 Liter Wasser ○ Entspannung ○ 2 Portionen Obst ○ Motivation
FR			○ 2 Liter Wasser ○ Entspannung ○ 2 Portionen Obst ○ Motivation
SA	Lauftraining: 30 Minuten Dauerlauf	30 Min.	○ 2 Liter Wasser ○ Entspannung ○ 2 Portionen Obst ○ Motivation
SO	Aktive Erholung für die Trainingswoche, z. B. Sauna		○ 2 Liter Wasser ○ Entspannung ○ 2 Portionen Obst ○ Motivation

WOCHE 02	Herzfrequenzzone: .... bis		
MO	Lauftraining: 30 Minuten Dauerlauf	30 Min.	○ 2 Liter Wasser ○ Entspannung ○ 2 Portionen Obst ○ Motivation
DI	Aktive Ergänzung für die Trainingswoche: 20 Minuten Krafttraining		○ 2 Liter Wasser ○ Entspannung ○ 2 Portionen Obst ○ Motivation
MI	Lauftraining: 30 Minuten Dauerlauf	30 Min.	○ 2 Liter Wasser ○ Entspannung ○ 2 Portionen Obst ○ Motivation
DO	Aktive Erholung für die Trainingswoche, z. B. Sauna		○ 2 Liter Wasser ○ Entspannung ○ 2 Portionen Obst ○ Motivation
FR			○ 2 Liter Wasser ○ Entspannung ○ 2 Portionen Obst ○ Motivation
SA	Lauftraining: 35 Minuten Dauerlauf	35 Min.	○ 2 Liter Wasser ○ Entspannung ○ 2 Portionen Obst ○ Motivation
SO	Aktive Erholung für die Trainingswoche, z. B. Spazierengehen/Wandern oder Schwimmen		○ 2 Liter Wasser ○ Entspannung ○ 2 Portionen Obst ○ Motivation

○ Zur Kontrolle: Die tägliche Empfehlung, um Trainingsfortschritte zu unterstützen

WOCHE 03	Herzfrequenzzone: .... bis		
MO	Lauftraining: 30 Minuten Dauerlauf	30 Min.	○ 2 Liter Wasser ○ Entspannung ○ 2 Portionen Obst ○ Motivation
DI	Aktive Ergänzung für die Trainingswoche: 20 Minuten Krafttraining		○ 2 Liter Wasser ○ Entspannung ○ 2 Portionen Obst ○ Motivation
MI	Lauftraining: 35 Minuten Dauerlauf	35 Min.	○ 2 Liter Wasser ○ Entspannung ○ 2 Portionen Obst ○ Motivation
DO	Aktive Erholung für die Trainingswoche, z. B. Spazierengehen/Wandern oder Schwimmen		○ 2 Liter Wasser ○ Entspannung ○ 2 Portionen Obst ○ Motivation
FR			○ 2 Liter Wasser ○ Entspannung ○ 2 Portionen Obst ○ Motivation
SA	Lauftraining: 38 Minuten Dauerlauf	38 Min.	○ 2 Liter Wasser ○ Entspannung ○ 2 Portionen Obst ○ Motivation
SO	Aktive Erholung für die Trainingswoche, z. B. Sauna		○ 2 Liter Wasser ○ Entspannung ○ 2 Portionen Obst ○ Motivation

WOCHE 04	Herzfrequenzzone: .... bis		
MO	Lauftraining: 30 Minuten Dauerlauf	30 Min.	○ 2 Liter Wasser ○ Entspannung ○ 2 Portionen Obst ○ Motivation
DI	Aktive Ergänzung für die Trainingswoche: 20 Minuten Krafttraining		○ 2 Liter Wasser ○ Entspannung ○ 2 Portionen Obst ○ Motivation
MI	Lauftraining: 35 Minuten Dauerlauf	35 Min.	○ 2 Liter Wasser ○ Entspannung ○ 2 Portionen Obst ○ Motivation
DO	Aktive Ergänzung für die Trainingswoche, z. B. Sauna		○ 2 Liter Wasser ○ Entspannung ○ 2 Portionen Obst ○ Motivation
FR			○ 2 Liter Wasser ○ Entspannung ○ 2 Portionen Obst ○ Motivation
SA	Lauftraining: 40 Minuten Dauerlauf	40 Min.	○ 2 Liter Wasser ○ Entspannung ○ 2 Portionen Obst ○ Motivation
SO	Aktive Ergänzung für die Trainingswoche, z. B. Spazierengehen/Wandern oder Schwimmen		○ 2 Liter Wasser ○ Entspannung ○ 2 Portionen Obst ○ Motivation

Trainingspläne

WOCHE 05	Herzfrequenzzone: .... bis		
MO	Lauftraining: 30 Minuten Dauerlauf	30 Min.	○ 2 Liter Wasser ○ Entspannung ○ 2 Portionen Obst ○ Motivation
DI	Aktive Ergänzung für die Trainingswoche: 20 Minuten Krafttraining		○ 2 Liter Wasser ○ Entspannung ○ 2 Portionen Obst ○ Motivation
MI	Lauftraining: 35 Minuten Dauerlauf	35 Min.	○ 2 Liter Wasser ○ Entspannung ○ 2 Portionen Obst ○ Motivation
DO	Aktive Erholung für die Trainingswoche, z. B. Spazierengehen/Wandern oder Schwimmen		○ 2 Liter Wasser ○ Entspannung ○ 2 Portionen Obst ○ Motivation
FR			○ 2 Liter Wasser ○ Entspannung ○ 2 Portionen Obst ○ Motivation
SA	Lauftraining: 40 Minuten Dauerlauf	40 Min.	○ 2 Liter Wasser ○ Entspannung ○ 2 Portionen Obst ○ Motivation
SO	Aktive Erholung für die Trainingswoche, z. B. Sauna		○ 2 Liter Wasser ○ Entspannung ○ 2 Portionen Obst ○ Motivation

WOCHE 06	Herzfrequenzzone: .... bis		
MO	Lauftraining: 30 Minuten Dauerlauf	30 Min.	○ 2 Liter Wasser ○ Entspannung ○ 2 Portionen Obst ○ Motivation
DI	Aktive Ergänzung für die Trainingswoche: 20 Minuten Krafttraining		○ 2 Liter Wasser ○ Entspannung ○ 2 Portionen Obst ○ Motivation
MI	Lauftraining: 35 Minuten Dauerlauf	35 Min.	○ 2 Liter Wasser ○ Entspannung ○ 2 Portionen Obst ○ Motivation
DO	Aktive Erholung für die Trainingswoche, z. B. Sauna		○ 2 Liter Wasser ○ Entspannung ○ 2 Portionen Obst ○ Motivation
FR			○ 2 Liter Wasser ○ Entspannung ○ 2 Portionen Obst ○ Motivation
SA	Lauftraining: 50 Minuten Dauerlauf	50 Min.	○ 2 Liter Wasser ○ Entspannung ○ 2 Portionen Obst ○ Motivation
SO	Aktive Erholung für die Trainingswoche, z. B. Spazierengehen/Wandern oder Schwimmen		○ 2 Liter Wasser ○ Entspannung ○ 2 Portionen Obst ○ Motivation

○ Zur Kontrolle: Die tägliche Empfehlung, um Trainingsfortschritte zu unterstützen

WOCHE 07	Herzfrequenzzone: .... bis		
MO	Lauftraining: 30 Minuten Dauerlauf	30 Min.	○ 2 Liter Wasser ○ Entspannung ○ 2 Portionen Obst ○ Motivation
DI	Aktive Ergänzung für die Trainingswoche: 20 Minuten Krafttraining		○ 2 Liter Wasser ○ Entspannung ○ 2 Portionen Obst ○ Motivation
MI	Lauftraining: 40 Minuten Dauerlauf	40 Min.	○ 2 Liter Wasser ○ Entspannung ○ 2 Portionen Obst ○ Motivation
DO	Aktive Erholung für die Trainingswoche, z. B. Spazierengehen/Wandern oder Schwimmen		○ 2 Liter Wasser ○ Entspannung ○ 2 Portionen Obst ○ Motivation
FR			○ 2 Liter Wasser ○ Entspannung ○ 2 Portionen Obst ○ Motivation
SA	Lauftraining: 55 Minuten Dauerlauf	55 Min.	○ 2 Liter Wasser ○ Entspannung ○ 2 Portionen Obst ○ Motivation
SO	Aktive Erholung für die Trainingswoche, z. B. Sauna		○ 2 Liter Wasser ○ Entspannung ○ 2 Portionen Obst ○ Motivation

WOCHE 08	Herzfrequenzzone: .... bis		
MO	Lauftraining: 30 Minuten Dauerlauf	30 Min.	○ 2 Liter Wasser ○ Entspannung ○ 2 Portionen Obst ○ Motivation
DI	Aktive Ergänzung für die Trainingswoche: 20 Minuten Krafttraining		○ 2 Liter Wasser ○ Entspannung ○ 2 Portionen Obst ○ Motivation
MI	Lauftraining: 40 Minuten Dauerlauf	40 Min.	○ 2 Liter Wasser ○ Entspannung ○ 2 Portionen Obst ○ Motivation
DO	Aktive Ergänzung für die Trainingswoche, z. B. Sauna		○ 2 Liter Wasser ○ Entspannung ○ 2 Portionen Obst ○ Motivation
FR			○ 2 Liter Wasser ○ Entspannung ○ 2 Portionen Obst ○ Motivation
SA	Lauftraining: 60 Minuten Dauerlauf	60 Min.	○ 2 Liter Wasser ○ Entspannung ○ 2 Portionen Obst ○ Motivation
SO	Aktive Ergänzung für die Trainingswoche, z. B. Spazierengehen/Wandern oder Schwimmen		○ 2 Liter Wasser ○ Entspannung ○ 2 Portionen Obst ○ Motivation

Wie sollte ich mein Training variieren?

Zu viel, zu oft, zu schnell – das sind die Trainingsfehler, die anfangs häufig zu Verletzungen führen können. Bei Laufeinsteigern ist das Verletzungsrisiko größer als bei erfahrenen Läufern. Besonders die ersten Monate sind kritisch, weil sich der Körper den Belastungen erst anpassen muss. Also: das Trainingsprogramm behutsam aufbauen.

Zu eintönig – diese Klage kann man mitunter hören, wenn das Laufpensum gestiegen ist. Deshalb sollten Sie Abwechslung in den Trainingsplan bringen.

Sie können jetzt vielleicht schon eine Stunde am Stück laufen. Klasse! Die Grundlagenausdauer ist also da. Wenn Sie Ihr Pensum weiterhin kontinuierlich steigern wollen, nehmen Sie sich auch dafür ein paar Wochen Zeit.

Ziel ist es, neben kürzeren Läufen auch einen langen Lauf pro Woche zu absolvieren. Und, wie gesagt: Sorgen Sie für Abwechslung in Ihrem Trainingsprogramm. Ersetzen Sie eine Trainingseinheit ruhig durch Radfahren, Nordic Walking oder Trail Running (siehe Seite 106 f.).

Hier ein Beispiel, wie Sie das Training im 14-Tage-Rhythmus gestalten können. Sie wären danach ohne Weiteres fit für den ersten Volkslauf. So ein Termin ist übrigens immer ein wunderbares Mittel, um die Motivation hoch zu halten.

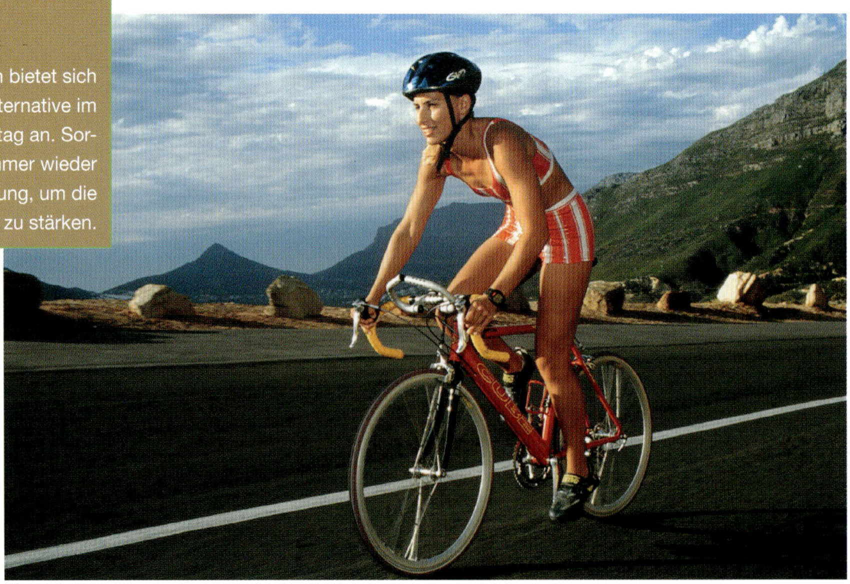

Radfahren bietet sich als flotte Alternative im Trainingsalltag an. Sorgen Sie immer wieder für Abwechslung, um die Motivation zu stärken.

Steigern

WOCHE 01	Herzfrequenzzone: .... bis		
MO	Sauna		◯ 2 Liter Wasser ◯ Entspannung ◯ 2 Portionen Obst ◯ Motivation
DI			◯ 2 Liter Wasser ◯ Entspannung ◯ 2 Portionen Obst ◯ Motivation
MI	45 Minuten ruhiger Dauerlauf (ca. 7 km)	45 Min.	◯ 2 Liter Wasser ◯ Entspannung ◯ 2 Portionen Obst ◯ Motivation
DO	60 Minuten Radfahren oder Nordic Walking		◯ 2 Liter Wasser ◯ Entspannung ◯ 2 Portionen Obst ◯ Motivation
FR			◯ 2 Liter Wasser ◯ Entspannung ◯ 2 Portionen Obst ◯ Motivation
SA	50 Minuten Trail Running (ca. 7 km)	50 Min.	◯ 2 Liter Wasser ◯ Entspannung ◯ 2 Portionen Obst ◯ Motivation
SO	90 Minuten langsamer Dauerlauf	90 Min.	◯ 2 Liter Wasser ◯ Entspannung ◯ 2 Portionen Obst ◯ Motivation

WOCHE 02	Herzfrequenzzone: .... bis		
MO	Sauna		◯ 2 Liter Wasser ◯ Entspannung ◯ 2 Portionen Obst ◯ Motivation
DI			◯ 2 Liter Wasser ◯ Entspannung ◯ 2 Portionen Obst ◯ Motivation
MI	45 Minuten ruhiger Dauerlauf	45 Min.	◯ 2 Liter Wasser ◯ Entspannung ◯ 2 Portionen Obst ◯ Motivation
DO	Krafttraining/Fitnessstudio		◯ 2 Liter Wasser ◯ Entspannung ◯ 2 Portionen Obst ◯ Motivation
FR			◯ 2 Liter Wasser ◯ Entspannung ◯ 2 Portionen Obst ◯ Motivation
SA	50 Minuten Dauerlauf, davon 5 km flott (85 % MHF)	50 Min.	◯ 2 Liter Wasser ◯ Entspannung ◯ 2 Portionen Obst ◯ Motivation
SO	90 Minuten langsamer Dauerlauf	90 Min.	◯ 2 Liter Wasser ◯ Entspannung ◯ 2 Portionen Obst ◯ Motivation

◯ Zur Kontrolle: Die tägliche Empfehlung, um Trainingsfortschritte zu unterstützen

So kommen Sie gut durch den Winter

Wenn es draußen ungemütlich wird – Schnee, Matsch, Kälte, Glätte –, hören bei vielen die guten Vorsätze auf. Sie würden am liebsten mit dem Training aussetzen. Trotzen Sie der Bequemlichkeit und hören Sie nicht auf Ihren inneren Schweinehund und dessen faule Ausreden. Denn: Es gibt kein schlechtes Wetter, es gibt nur schlechte Kleidung.

Reduzieren Sie Ihr Laufpensum, wenn es draußen unter 10 Grad kalt ist. Ab 15 Grad Kälte lieber ganz mit dem Lauftraining aussetzen.

Aber natürlich ist in den Wintermonaten immer besondere Vorsicht ratsam. Grundsätzlich gilt: Passen Sie Ihr Training den äußeren Bedingungen (Kälte, mögliche Eisglätte etc.) an. Logisch, bei Kälte und Glätte sollten Sie nicht so intensiv trainieren wie etwa im Sommer.

> Weichen Sie möglichst auf eine Strecke aus, die windgeschützt ist. Laufen Sie – wenn es möglich ist – gegen den Wind los und lassen Sie sich auf dem Rückweg vom Wind treiben. Denn wenn Sie erst einmal verschwitzt sind, kühlt ein zu starker Frontalwind Sie schnell aus.
> Bei extremer Glätte sollten Sie Ihr Training lieber ins Fitnessstudio oder ins Schwimmbad verlegen.
> Frischer, nicht zu tiefer Schnee hingegen ist ein guter Trainingsuntergrund.
> Vernachlässigen Sie keinesfalls Kräftigungs- und Stretchingübungen. Am besten verlegen Sie diese Übungen nach drinnen – damit Sie nicht auskühlen. Machen Sie zum Beispiel abends ein paar Liegestütze, Stabilitätsübungen und sanftes Stretching. Prinzipiell sollten Sie das Krafttraining nicht vernachlässigen.
> Bringen Sie Abwechslung in Ihr Training, zum Beispiel auch mal durch eine Schneeschuhtour (Nordic Snowshoeing) – das kann zu einem herrlichen Abenteuer in der Natur werden.
> Die Zeit der Erholung nach einem Training ist auch ein Teil des Trainings. Im Winter bietet sich die Sauna an.
> Wichtig an kalten Tagen: Nehmen Sie ein Getränk mit, am allerbesten eignet sich heißer Tee.
> Packen Sie auch Ihr Mobiltelefon ein – für alle Fälle.
> Wer gegen Abend unterwegs ist, sollte eine Stirnlampe tragen – dies empfiehlt sich auch in Gruppen.

Welche Rolle spielt die Ausrüstung?

In der kalten Jahreszeit gewinnen Bekleidung und Schuhwerk eine noch größere Bedeutung. Sie sollten so gewählt sein, dass Sie nicht überhitzen und nicht frieren. Es hilft sehr und unterstützt die Motivation, wenn man keine Angst vor Ausrutschern, sondern Vertrauen ins Schuhwerk haben kann.

Niedrige Temperaturen, vereiste und nasse Straßen und Wege lassen das Laufen in der kalten Jahreszeit häufig zur Rutschpartie werden. Nicht umsonst wechselt schließlich auch der verantwortungs- und sicherheitsbewusste Autofahrer im Herbst von Sommer- auf Winterreifen. Den Unterschied bei Winterlaufschuhen machen vor allem das veränderte Profil und die verwendete Gummimischung.

> Laufen Sie mit Schuhen, die einen sicheren Bodenkontakt und bestmöglichen Halt auf rutschigem Untergrund geben. Vorteil von Winterlaufschuhen: Sie sind fast immer aus hochfunktionellen, wasserabweisenden Material, halten die Füße trocken und warm.

> Die Bekleidung sollte atmungsaktiv sein, also überschüssige Körperwärme in Form von Schweiß nach außen entweichen lassen. Darüber hinaus muss sie den Wind abhalten, um ein gefährliches Auskühlen des Körpers zu verhindern.

> Moderne Funktionsfasern aus Polyamid, Polyester oder Polypropylen sind die ideale Lösung. Sie speichern

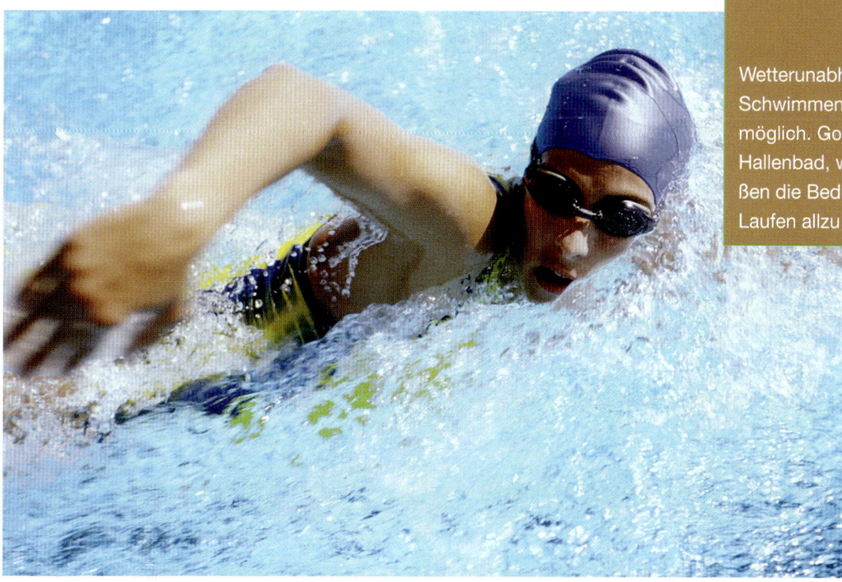

Wetterunabhängig: Schwimmen ist jederzeit möglich. Gehen Sie ins Hallenbad, wenn draußen die Bedigungen fürs Laufen allzu garstig sind.

im Vergleich zur Baumwolle kaum Feuchtigkeit. Der Schweiß wird in Form von Wasserdampf nach außen transportiert, und Ihre Haut fühlt sich trockener an. Gleichzeitig können die Funktionsfasern uns aufgrund ihrer vielfältigen Herstellungsmöglichkeiten auch ausreichend warm halten.

> Denken Sie daran: Über den Kopf und den Nacken verlieren Sie ca. 40 Prozent der Körperwärme. Deswegen: Mütze oder Stirnband nicht vergessen. Auch Handschuhe sind ratsam.
> Kleiden Sie sich nach dem sogenannten Zwiebelprinzip. Dabei kombiniert man mehrere Schichten von jeweils sehr leichten und atmungsaktiven Funktionstextilien:

> **Die erste Schicht,** wie zum Beispiel eine Sportunterwäsche, liegt direkt auf der Haut, leitet den Schweiß nach außen und hält dadurch Ihren Körper warm und trocken.

> **Die zweite Schicht** transportiert den Schweiß weiter nach außen ab, speichert jedoch so viel Wärme, dass Ihnen nicht kalt wird. Falls Sie besonders kälteempfindlich sind, dann ziehen Sie am besten hochwertige Fleeceprodukte über die Sportunterwäsche an.

> **Die dritte Schicht** sollte ebenfalls atmungsaktiv sein. Die Microfaser- oder Membranprodukte (etwa eine Funktionsjacke) schützen gleichzeitig vor Wind und Wetter.

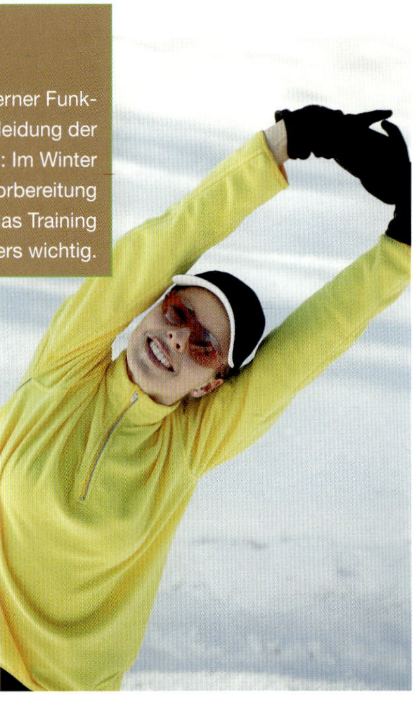

Mit moderner Funktionsbekleidung der Kälte trotzen: Im Winter ist gute Vorbereitung auf das Training besonders wichtig.

Worauf sollte ich bei der Wahl des Geländes achten?

Laufen auf Schnee ist immer etwas anstrengender. Ein wenig Schnee auf dem Weg ist ein guter Trainingsuntergrund. Schuhe mit grobem Profil schützen vor Fehltritten.

> Suchen Sie sich in der kalten Jahreszeit eine Strecke, die möglichst wind-

Steigern

10 Tipps – was tun, damit es auch im Winter läuft?

1. Ziehen Sie sich zum Training funktionell, aber nicht allzu dick an, denn beim Laufen wird Ihnen schnell warm.
2. Ziehen Sie unbedingt lange Socken an – sie wärmen Achillessehnen und Waden.
3. Setzen Sie bei Kälte eine Mütze auf. Ziehen Sie Handschuhe an. Über unsere Extremitäten geht über die Hälfte der Körperwärme flöten.
4. Denken Sie an Reflektoren an Ihrer Kleidung – damit man Sie bei früher Dämmerung nicht übersieht.
5. Wärmen Sie vor dem Training die Muskulatur sorgfältig auf.
6. Gehen Sie an kalten Wintertagen möglichst zum Training in den Wald, da finden Sie besseren Windschutz.
7. Vermeiden Sie harte Sprints.
8. Stehen Sie nach dem Training nicht lange herum, ziehen Sie sich rasch etwas Trockenes an (sonst erkälten Sie sich).
9. Vergessen Sie zu Hause die Stretchingübungen nicht.
10. Schließen Sie sich eventuell einem regelmäßigen Lauftreff unter Anleitung an – auch das hält die Motivation hoch.

geschützt ist. Laufen Sie – wenn möglich – gegen den Wind los und lassen Sie sich auf dem Rückweg vom Wind treiben. Denn wenn Sie erst einmal verschwitzt sind, kühlt ein zu starker Frontalwind Sie schnell aus.

> Der Aspekt Sicherheit spielt in den Wintermonaten eine noch größere Rolle als sonst. Laufen Sie bei Dunkelheit auf Straßen ohne Gehweg stets gegen den Verkehr.
> Tragen Sie Reflektorweste oder -bänder, damit man Sie in der Dunkelheit sieht (vor allem Autofahrer).
> Am besten wählen Sie möglichst eine beleuchtete Strecke – oder bringen Sie mit einer Kopflampe/Stirnlampe Licht ins Dunkel.

Training bei Hitze

Im Sommer scheint die Welt größer zu sein. Die Tage sind länger, wir haben viel mehr Möglichkeiten, uns draußen zu bewegen. Wie kann man die Energie dieser Jahreszeit nur damit verschwenden, sich stundenlang in Internet-Chatrooms oder im virtuellen Second Life aufzuhalten? Wir haben genügend Glückshormone auf Lager, um unser reales Leben in vollen Zügen zu genießen. Im Sommer bildet unser Körper verstärkt den Glücksbotenstoff Serotonin, vorausgesetzt, wir geben ihm genügend Licht. Und zwar Sonnenlicht. Lassen Sie die Sonnenstrahlen auf sich wirken, allerdings kontrolliert. Gehen Sie raus – zum Laufen!

Was in der kalten Jahreszeit gefehlt hat, kann jetzt allerdings leicht zu viel werden: Klettern im Sommer die Temperaturen über die 25-Grad-Grenze, kommt man nicht nur leicht ins Schwitzen, sondern auch in Versuchung, das Training ausfallen zu lassen. Auch hier sind Disziplin und richtige Vorbereitung gefragt. Vor allem muss der Wasserverlust durch reichliches Trinken ausgeglichen werden. Mit dem Schweiß verlieren Sie nämlich wichtige Mineralstoffe wie Magnesium, aber auch Eisen und andere Spurenelemente.

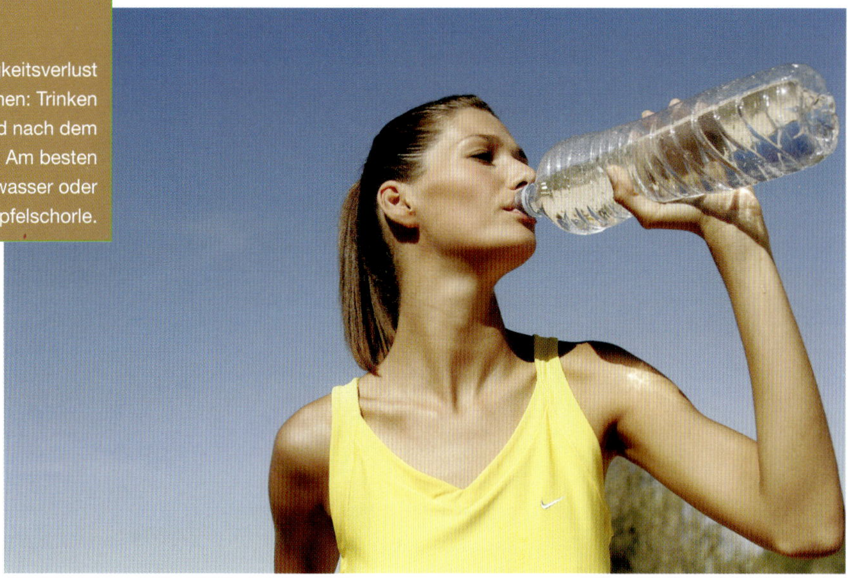

Den Flüssigkeitsverlust ausgleichen: Trinken Sie vor und nach dem Training. Am besten Mineralwasser oder Apfelschorle.

Steigern

10 Tipps für optimales Training im Sommer

Bei starker Hitze und wenn es schwül ist, sollten Sie ein paar Vorsichtsmaßnahmen beachten. Denn der Körper versucht jetzt, durch Verdunstung von Schweiß über die Poren der Haut die Körpertemperatur zu senken.

1. Trinken Sie die Stunden vor dem Laufen reichlich Apfelschorle mit magnesiumreichem Mineralwasser. Starten Sie Ihr Training also gut hydriert. Bei Laufbelastungen über eine Stunde sollten Sie unterwegs trinken.
2. Reduzieren Sie die harntreibenden Getränke (Kaffee, Schwarztee, Cola und Alkohol).
3. Tragen Sie helle, lockere Laufkleidung (etwa aus Coolmax), luftige Trikots, kurze Hosen, eventuell eine Kappe als Sonnenschutz.
4. Tragen Sie dünne Synthetiksocken, die keine Falten werfen. Sonst drohen Blasen an den Füßen.
5. Reiben Sie mögliche Scheuerstellen (unter den Armen, zwischen den Schenkeln) mit Vaseline ein. Kristallisiertes Salz vom Schweiß wirkt auf der Haut wie Schmirgelpapier. Kleben Sie auch die Brustwarzen ab.
6. Schützen Sie Ihre Haut mit wasserfester Sonnencreme, die wird vom Schweiß nicht gleich wieder weggespült.
7. Laufen Sie möglichst morgens oder abends. Dann sind die Temperaturen noch oder schon wieder erträglich. Suchen Sie sich eine schattige Trainingsstrecke.
8. Trainieren Sie nach dem Puls, also mit Herzfrequenzmesser. Das gleiche, gewohnte Lauftempo fordert bei Hitze den Organismus viel mehr. Drosseln Sie also bei höheren Temperaturen das Tempo.
9. Füllen Sie nach dem Laufen Ihr Flüssigkeitsdefizit wieder auf (Mineralwasser, Apfelsaftschorle). Meiden Sie zwei Stunden lang nach dem Training Alkohol.
10. Essen Sie fettarm, aber mineralstoffreich (beispielsweise Vollkornprodukte, Obst, Gemüse, Eintopf, Gemüsesuppe).

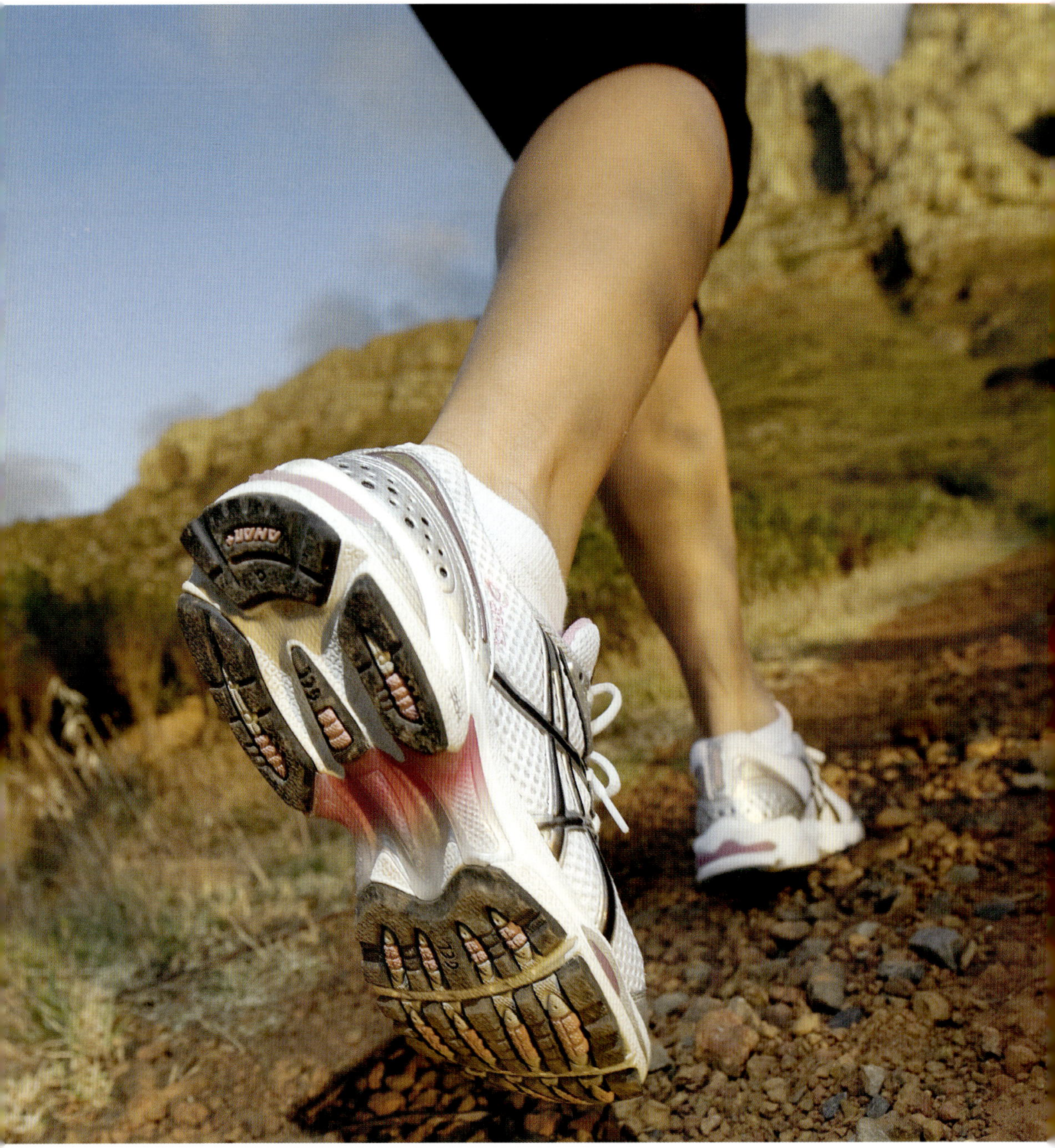

Cross-training

Die Fettverbrennung zusätzlich mobilisieren

Unbestritten ist Laufen das ideale Training zum Abnehmen. Trotzdem sollten Sie Alternativen in Ihr Bewegungsprogramm einbauen. Warum? Sie laufen dann nicht Gefahr, sich einseitig zu belasten. Sie können der schlechten Witterung entkommen. Außerdem macht Abwechslung Spaß. Der wichtigste Vorteil: Durch Schwimmen, Radfahren, Aquajogging, Nordic Walking, Inlineskating oder Rope Skipping werden auch Muskelgruppen trainiert, die beim Laufen zu kurz kommen. Sie verbessern also nicht nur die Kondition, sondern auch Flexibilität, Kraft und Koordination.

Je vielseitiger, kräftiger und athletischer Ihr Körper ausgebildet ist, umso leichter vermeiden Sie Fehl- oder Überbelastungen oder muskuläres Ungleichgewicht (Dysbalancen) – und umso geschickter wird Ihr Laufstil. Noch eine wichtige Nebenwirkung vom sogenannten Crosstraining: Die Verletzungsgefahr ist spürbar geringer, weil mehr Raum für Regeneration bleibt.

Warum ist alternatives Training zu empfehlen?

> Sie bringen damit zusätzlichen Spaß in den Trainingsalltag, Sie verhindern Trainingsmüdigkeit und Sie bekommen neue Reize, neue Impulse, neue Motivation und neuen Schwung.

> Sie sorgen für zusätzliche Kraft. Die Muskulatur kann effizienter und besser arbeiten. Das erhöht die Ökonomie beim Laufen.

> Sie ermöglichen höhere Belastungen. Denn einseitiges Lauftraining birgt die Gefahr von Überbeanspruchung der Gelenke und Beinmuskulatur. Die Hauptmuskeln werden durch »Hilfsmuskeln« unterstützt.

> Sie fördern zusätzlich Ihre Fettverbrennung. Einfache Rechnung: Mit jeder Trainingseinheit mehr sind Sie, na klar, auch mehr in Bewegung – und verbrennen mehr Kalorien.

Je vielseitiger Sie trainieren, umso besser. Sportliche Seitensprünge helfen, muskuläre Dysbalancen zu verhindern und stärken die Motivation.

Allerdings: Wenn Sie erschöpft sind oder wenn Sie das subjektive Gefühl von Übertraining spüren, sollten Sie Ihren Körper nicht zusätzlich belasten. Geben Sie dem Körper dann lieber genug Zeit zur Regeneration.

Die besten Alternativen zum Laufen

Wollen Sie den Trainingsalltag spannender machen? Möchten Sie den Spaß beim Laufen erhalten und zusätzlich fördern? Können Sie pro Woche eine oder zwei zusätzliche Trainingseinheiten einrichten? Wählen Sie das Passende aus folgenden Sportarten. Ihr Crosstraining sollte mindestens 20 Minuten, besser 30 bis 40 Minuten dauern, zuzüglich Warm-up und Cool-down.

LAUFBAND

Sind Sie schon mal auf dem Laufband unterwegs gewesen? Das kann ziemlich öde sein und langweilig werden. Schließlich gibt es unterwegs nichts zu sehen (es sei denn, Sie laufen vor Ihrem Fernseher), und Sie kommen nicht von der Stelle. Außerdem ist die Anschaffung nicht gerade billig. Ein gutes Gerät für daheim kostet rund 1500 Euro. Doch ein Laufband hat auch Vorteile:

> Wenn es draußen garstig ist und Sie das Training gerne sausen ließen, ist es ein angenehmer Ersatz

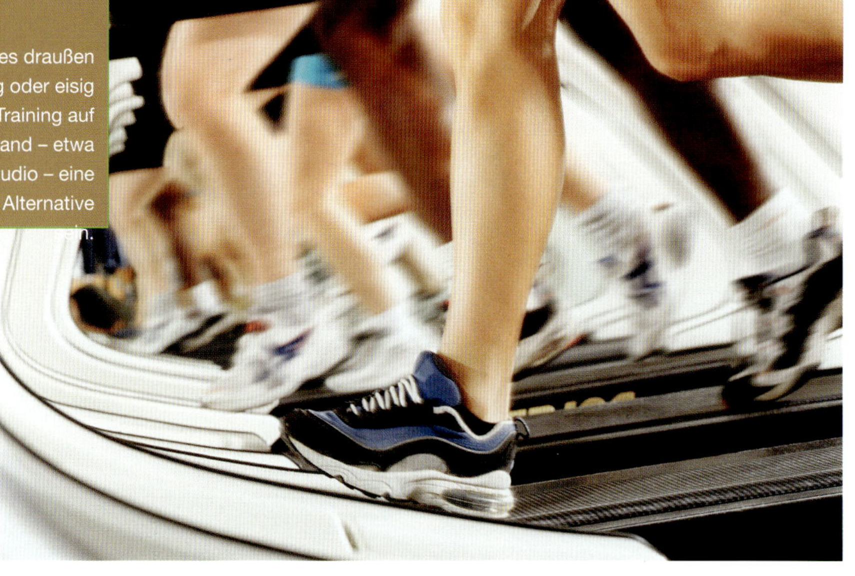

Wenn es draußen dunkel, lausig oder eisig ist, kann Training auf dem Laufband – etwa im Fitnessstudio – eine vernünftige Alternative sein.

Crosstraining

> Wenn Sie bei gleichbleibenden Bedingungen trainieren möchten
> Wenn Sie Ihren Partner ins Fitnessstudio begleiten möchten
> Wenn Sie Hügeltraining ohne hartes Bergablaufen simulieren wollen (der Steigungsgrad lässt sich an den Geräten bequem einstellen)

Wie und wie viel sollte ich auf dem Laufband trainieren?

> Zunächst zehn Minuten locker warmlaufen
> Dann zehn Minuten intensiveres Tempo laufen
> Zum Schluss zehn Minuten auslaufen

WALKING

Walking ist aufrechtes, lockeres, aber bewusstes, zügiges Gehen. Ein bisschen schneller als Spazierengehen, ein bisschen langsamer als Jogging. Arme, Beine und Becken bewegen sich in einem gleichmäßigen, harmonischen Rhythmus. Auf simple Weise wird der ganze Körper trainiert. Betonter Armeinsatz steigert den Puls um 10 bis 15 Schläge pro Minute. Beim Walking werden zwar dieselben Muskelgruppen beansprucht wie beim Laufen – aber die Stauchbelastung ist wesentlich geringer.

Wann ist Walking gut geeignet?

> Zum Aufwärmen vor dem Lauftraining, wenn Sie Ihren steifen, kalten Körper schonend in Gang kriegen wollen
> Beim Cool-down nach dem Lauftraining. Je härter Sie laufen, umso empfehlenswerter, wenn Sie das Training mit ein paar Minuten Walking ausklingen lassen
> Als Ersatz fürs Laufen, wenn Sie sich mal nicht 100 Prozent wohlfühlen, jedoch Bewegung wollen/brauchen
> Wenn Sie längere Laufdistanzen anstreben. Gehpausen sind ein wirkungsvoller Teil des Intervalltrainings. Es war der Laufpionier Dr. Ernst van Aaken, der diese Methode populär machte: das Lauftraining durch Gehpausen zu unterbrechen (mindestens vier und bis zu zehn Minuten, wenn Sie regenerieren wollen). So können Sie schneller werden, ohne sich zu überfordern, und länger laufen, ohne sich zu erschöpfen.
> Während der Schwangerschaft
> Wenn Sie bergauf gehen, zum Beispiel bei Kniebeschwerden

Beim Walking kann die Leistung besser als beim Laufen kontrolliert und dosiert werden. Sie können über einen längeren Zeitraum trainieren.

NORDIC WALKING

Vor fünf Jahren machte Nordic Walking als »Fitnessrevolution« und »beliebteste Wellnesssportart« eine rasante Karriere. Auch wenn der große Hype um diese Bewegung vorbei ist: Nordic Walking ist für Einsteiger, Wiedereinsteiger oder

Wie viel Kalorien verbrenne ich mit ...*

Körpergewicht/kg	50	60	70	80	100
Aerobic	350	375	400	500	560
Basketball	600	625	650	850	900
Bergwandern	240	270	300	360	450
Gehen (3 km/h)	100	125	150	180	300
Gehen (5 km/h)	140	170	200	240	400
Gehen (6,5 km/h)	250	275	300	360	600
Gartenarbeit	180	215	250	300	380
Golf	200	215	230	300	350
Hausarbeit	100	125	150	180	230
Laufen (8 km/h)	240	270	300	360	450
Laufen (10 km/h)	380	315	450	550	700
Laufen (12 km/h)	520	560	600	750	1050
Radfahren (15 km/h)	220	260	300	360	450
Schwimmen (langsam)	240	270	300	360	450
Schwimmen (schnell)	550	600	650	950	1000
Sex (sehr aktiv)	230	250	270	350	450
Ski alpin	470	500	620	800	870
Skilanglauf	380	415	450	550	700
Skaten	480	520	560	720	800
Tanzen (Standard)	150	175	200	240	300
Tanzen (Rock/Disco)	200	215	230	300	380
Tennis	240	270	300	360	450
Trekking (10 kg Gepäck)	340	370	400	530	610
Treppensteigen	350	375	400	530	610
Volleyball	470	500	530	700	810
Walking (4 km/h)	140	155	170	210	320
Walking (7 km/h)	270	290	310	410	520

* Kalorienverbrauch pro Stunde

Späteinsteiger in ein bewegtes Leben ideal. Nordic Walking ist also hervorragend für Menschen geeignet, die mit Sport bislang nicht viel im Sinn hatten (klassische »Sportmuffel«). Diese Bewegungsform ist optimal für Übergewichtige, die auf sanfte, schonende Weise Gewicht verlieren möchten. Und für Läufer

Crosstraining

ist Nordic Walking ein willkommenes Ergänzungstraining.

Nüchtern betrachtet ist Nordic Walking zügiges Gehen in der Diagonaltechnik, das durch schwungvollen Einsatz der speziellen Stöcke unterstützt wird. Arme und Schultern, der gesamte Oberkörper – also außer den Beinen noch weitere große Muskelgruppen – sind harmonisch in den Bewegungsablauf einbezogen, das ganze Herz-Kreislauf-System wird positiv angeregt. Selbst bei Wohlfühltempo erhöht sich der Herzschlag im Durchschnitt um 5 bis 17 Schläge pro Minute – verglichen mit dem normalen Walking. Das heißt: Die Herzfrequenz erreicht bereits bei mäßigem Tempo das sogenannte Fettverbrennungsniveau – der Energieumsatz steigt deutlich. Genau das macht Nordic Walking zum effektivsten Ausdauertraining und schonenden Ganzkörpertraining.

Noch ein Vorteil kommt im Vergleich zum Walking hinzu. Wie gesagt: Bei jedem Laufschritt, also beim Aufsetzen des Fußes auf den Boden, werden

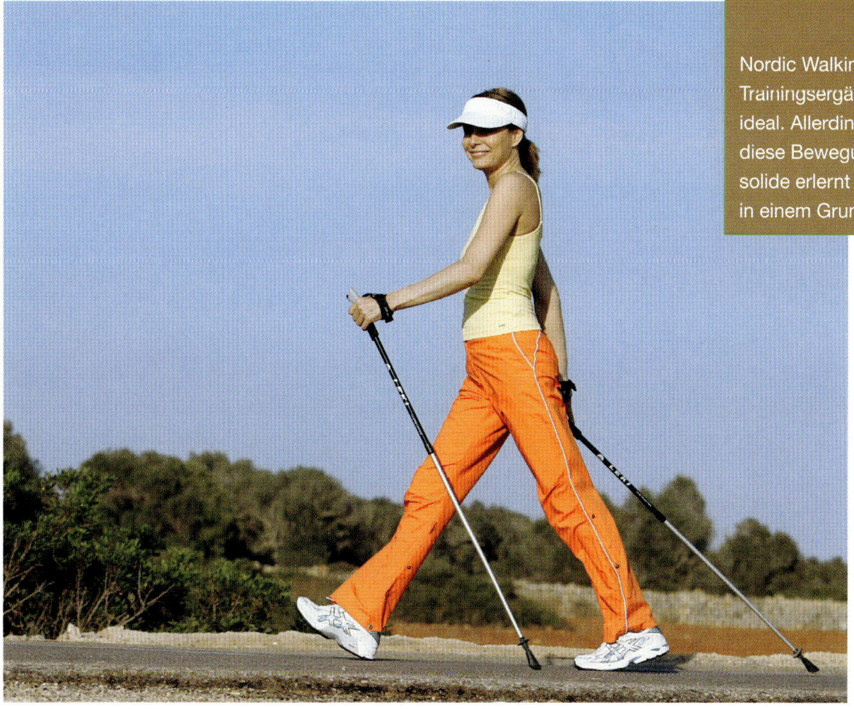

Nordic Walking ist als Trainingsergänzung ideal. Allerdings sollte diese Bewegungsform solide erlernt werden – in einem Grundkurs.

Hüft-, Knie- und Sprunggelenke mit Kräften belastet, die im ungünstigsten Fall das 3,5- bis 5-Fache des Körpergewichts ausmachen können. Beim Walking entspricht dieser Faktor 1,8. Beim Nordic Walking ist die Belastung für die Gelenke besonders gering. Durch den unterstützenden Stockeinsatz wird die Belastung auf die Gelenkknorpel, den bindegewebigen Bandapparat und die Knochen der unteren Extremitäten um die Hälfte reduziert. Ähnlich wie beim Skilanglauf verteilt sich das Körpergewicht auf vier Punkte. Die Hand-, Ellbogen- und Schultergelenke übernehmen einen Teil der Stützlast, die beim Laufen allein auf Fuß-, Knie- und Hüftgelenken liegt.

Durch den Stockeinsatz werden beim Nordic Walking die Gelenke weniger entlastet – aber auf gesunde Weise doch belastet.

Und noch etwas kommt zum Tragen: Durch den Einsatz der Stöcke wird vor allem der passive Bewegungsapparat, also die Gelenke, der Rücken und die Knie, ganz erheblich entlastet: um rund 5 bis 8 Kilogramm pro Schritt, rund 45-mal pro Minute.

Außerdem sorgen die Stöcke automatisch für eine korrekte Körperhaltung, was auch die Sauerstoffversorgung im Organismus verbessert. Nebenbei werden noch die Wirbelsäule aufgerichtet und die Brust- und Schultermuskulatur gekräftigt. Die schonende Bewegung durch Nordic Walking sorgt dafür, dass die Gelenke belastet, aber nicht überlastet werden. Der Gelenkknorpel wird optimal mit Nährstoffen versorgt und bleibt länger leistungsfähig. Nachweislich kann dem Knochenmasseverlust (Osteoporose) – vor allem bei Frauen nach den Wechseljahren – und Arthrose wirksam vorgebeugt werden.

Die Technik kann jeder leicht erlernen. Dabei empfiehlt sich ein professioneller Grundkurs. Dann können von Anfang an Haltungsfehler und falsche Techniken vermieden werden. Je besser Sie die Technik beherrschen, umso mehr Spaß macht das Training – und umso effektiver ist es auch.

Trainingstipps

Wenn Sie das ganze Potenzial von Nordic Walking ausnutzen wollen, reicht es nicht, einfach nur drauflos zu trainieren. Zu jeder Trainingseinheit gehört immer folgender Ablauf:

Starten Sie Ihr Training bewusst langsam und locker. Um den Kreislauf auf die anstehende Belastung vorzubereiten, beginnen Sie zum Beispiel mit Mobilisationsübungen (etwa fünf Minuten):

> Armschwingen im Stand (erst gleichseitig, dann einseitig und schließlich diagonal)
> Schulterkreisen nach hinten
> Auf der Stelle gehen
> Beinschwingen

Crosstraining

> Eine Acht schreiben
> Fußkreisen

Erst nach diesen Mobilisationsübungen gehen Sie langsam los. Das Trainingstempo sollte immer angenehm anstrengend sein. Unterwegs sollte immer noch ein lockeres Gespräch möglich sein.

Der Zeiteinsatz richtet sich nach Ihrer körperlichen Leistungsfähigkeit. Anfangs reichen etwa 30 Minuten Nordic Walking-Training, bereits nach acht Wochen regelmäßigem Training können es 60 oder mehr Minuten sein.

YOGA

Beim Yoga werden alle Partien des Körpers gefordert – Muskeln, Gelenke und Atmung. Geschmeidig zu werden, sich mit der Eleganz, Geschicklichkeit und Mühelosigkeit von Tieren bewegen zu können (nach denen viele Übungen benannt sind), ist ein Ziel der Übungen. Ein weiteres Ziel ist die Ökonomisierung der Bewegung, wofür man sich wieder die Bewegung der Tiere als Vorbild nehmen kann, die sparsam und zielgerichtet den gewünschten Effekt erreichen. Weiterer Vorteil: Man übt sich in Geduld.

Warum eignet sich Yoga ideal als Ergänzungstraining zum Laufen?

> Yoga kann die Ausdauersfähigkeit enorm verbessern.
> Es kräftigt wichtige Muskelpartien

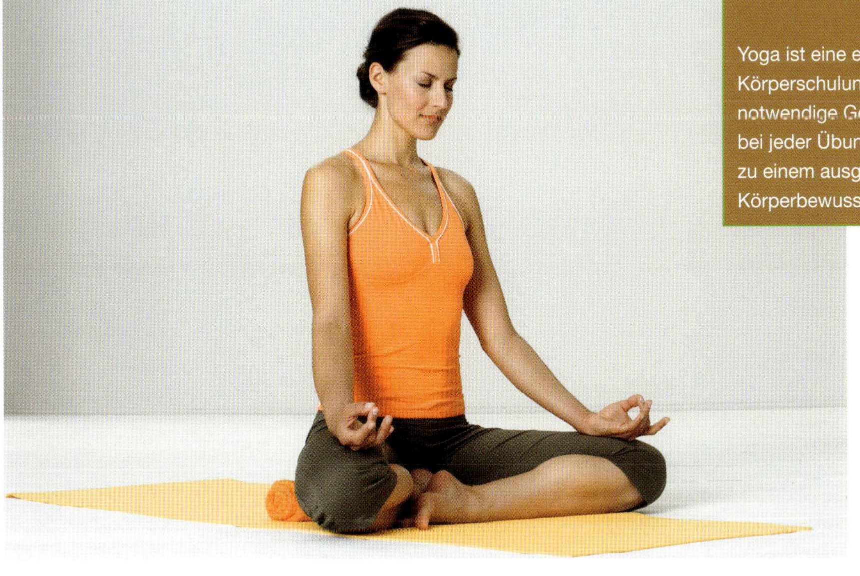

Yoga ist eine exzellente Körperschulung. Die notwendige Genauigkeit bei jeder Übung verhilft zu einem ausgeprägten Körperbewusstsein.

(Oberschenkel, Bauch, Schultern).
- Es schult die gesamte Bewegungskoordination.

AQUAJOGGING

Die Heilkraft des Wassers, die Kultur der Badehäuser, sportive Aktivitäten (zum Beispiel Wassertreten) – all das ist seit den alten Griechen, Römern und Azteken bekannt und beliebt. Vor ein paar Jahren wurde gesunder Wasserspaß unter dem Oberbegriff »Aquafitness« wieder hochgespült. Aquarobic, Hydropower, Aquastep – so heißen neue Disziplinen. Für Läufer gewinnt Aquajogging zunehmend an Bedeutung. Besonders bei oder nach Verletzungen bewährt es sich als gelenkschonendes Aufbau- und Ausdauertraining, denn Sie prallen nicht auf den harten Untergrund auf.

Beim Aquajogging wird die gesamte Körpermuskulatur gekräftigt. Ein spezieller Auftriebsgürtel sorgt für einen stabilen Schwebezustand im Wasser. So lassen sich die Bewegungsabläufe des Laufens spielend nachvollziehen. Ihre Herzfrequenz wird, je nach Wassertemperatur, geringer sein als an Land, und die Regeneration geht schneller.

Trainingstipps

Eine Trainingseinheit sollte anfangs rund 20 Minuten dauern. Später können Sie Ihr Pensum erhöhen. Nehmen Sie sich

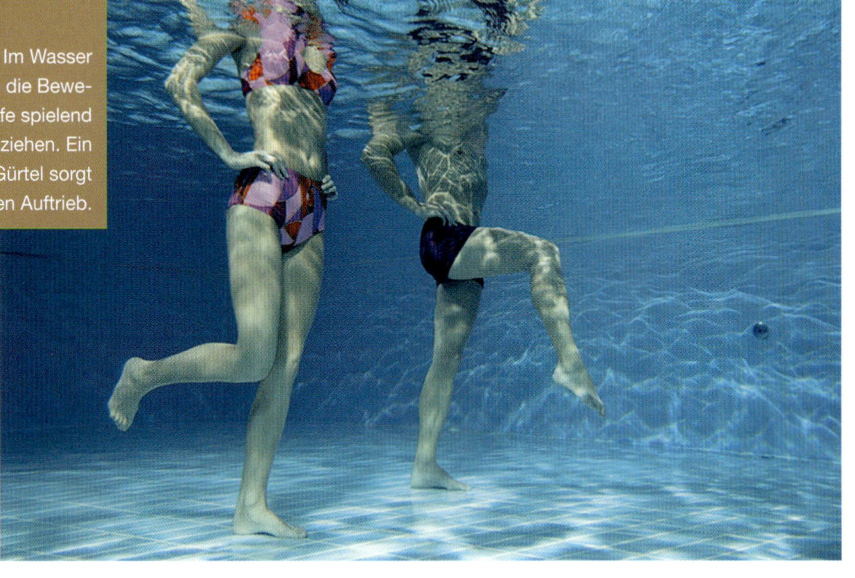

Aquajogging: Im Wasser lassen sich die Bewegungsabläufe spielend nachvollziehen. Ein spezieller Gürtel sorgt für den nötigen Auftrieb.

Crosstraining

am besten zunächst drei Intervalle vor:

- > Knapp zehn Minuten im Wasser aufwärmen
- > Zwei Minuten mit scharfem Tempo laufen
- > Zwei Minuten im langsamen Joggingrhythmus laufen

SCHWIMMEN

Schwimmen macht fit und hält fit – das ist unbestritten. Beim Schwimmen werden zahlreiche Muskelgruppen (besonders die oft verspannten Schultern und die beim Laufen meist vernachlässigten Bauchmuskeln) trainiert sowie Ausdauer und Koordinationsfähigkeit geschult. Die Bewegung im Wasser stimuliert das Herz-Kreislauf-System, doch durch die relative Schwerelosigkeit im Wasser sind die Pulswerte geringer als beim Laufen. Schwimmen härtet den Körper ab, stärkt das vegetative Nervensystem und ist – durch den Auftrieb – schonend für Gelenke und Wirbelsäule.

Trainingstipps

- > Schwimmen Sie bis zu eine Stunde lang. Alle fünf Minuten mal eine Minute lang Tempo machen.
- > Alternativ dazu können Sie auch eine halbe Stunde lang schwimmen. Zunächst 15 Minuten in ruhigem Tempo (zum Aufwärmen). Dann zwei Minuten fast so schnell, wie Sie können. Dann immer abwechselnd zwei Minuten langsam, zwei Minuten schnell – vier Intervalle. Später, nach einer Gewöhnungsphase, können Sie den Umfang natürlich noch steigern.

INLINESKATING

Wer auf diesen Trendsport umsteigt, kann auf rasante und spannende Weise alternativ etwas für sich tun. Rund zwölf Millionen Menschen fahren hierzulande schon auf Inlineskating ab. Und auch Sie können bald locker 30 bis 40 Stundenkilometer schaffen. Es macht einen Heidenspaß. Allerdings: Auch hier ist aller Anfang schwer. Viele haben zunächst Panik vor dem Bremsen. Deshalb empfehlenswert: Machen Sie die ersten Versuche bei einer der vielen Skateschulen.

> Inlineskating ist rasant und hocheffizient. Es zählt zu den sogenannten aeroben Langzeitausdauerdisziplinen. Und vor allem: Es macht Spaß!

Trainingstipps

Regelmäßiges Inlineskaten eignet sich hervorragend, um Herz und Kreislauf fit zu halten. Die gleitende Bewegung belastet Fuß- und Kniegelenke deutlich geringer als beim Laufen. Sie trainieren, ähnlich wie beim Radfahren, besonders die Beinmuskulatur (Quadrizeps). Durch das notwendige Pendeln der Arme wird aber auch diese fürs Laufen wichtige Muskelgruppe trainiert. Allerdings dürfen Sie die Sturzgefahr nicht unterschätzen.

Helm, Ellbogen,- Knie- und Handgelenkschutz sind äußerst wichtig.

KRAFTTRAINING

Wer gezielt mit Hanteln an seinen Muskeln arbeitet, stärkt Physis und Psyche. Und Sie wissen ja: Je mehr Muskulatur Sie haben, umso mehr Fett können Sie verbrennen – denn Fett verbrennt nur in der Muskulatur. Das richtige Workout kann nicht nur Ihren Körper, sondern Ihre gesamte Lebenseinstellung verändern. Denn über eine durch Krafttraining verbesserte Figur und Körperhaltung gewinnen viele Menschen an Vitalität und Selbstsicherheit. Es schadet also nichts, wenn Sie sich in einem Fitnessstudio anmelden und sich professionell anleiten lassen.

> Muskeln fördern den Bluttransport, fangen harte Bewegungen ab und können die Gelenkbelastungen um 50 Prozent reduzieren.

Trainingstipps

Wählen Sie beim Krafttraining die Gewichte immer so, dass Sie ganz locker 15 Wiederholungen schaffen. Bei dieser Frequenz ist auch das Verhältnis von Zuwachs an Kraftausdauer zur Fettverbrennung optimal.

Perfekt wäre, wenn Sie zwei- bis dreimal pro Woche jeweils eine halbe Stunde gezieltes Muskeltraining in Ihren Alltag einbauen könnten. Schaffen Sie sich dafür Hanteln oder ein Theraband an.

Warum Muskeltraining wichtig ist

Wussten Sie, dass wir alle drei Jahre rund ein Kilo Muskelmasse verlieren und meist durch Fettmasse ersetzen? Die Folgen sind doppelt dramatisch: Erstens leiden wir im Alltag spürbar unter der nachlassenden Muskelkraft, sie macht nämlich manches deutlich mühsamer. Das Gehen, das Treppensteigen oder das Tragen von schweren Gegenständen – all das wird immer beschwerlicher. Und weil – zweitens – Fett nur in der Muskulatur (genauer gesagt: in den Mitochondrien, den winzigen Kraftwerken der Zellen) verheizt werden kann, fehlen uns mit dem Verschwinden von Muskulatur schließlich auch unzählige Fettverbrennungsöfen. Das ist der wichtigste Grund, warum wir mit dem Alter automatisch Pfunde zulegen – wenn wir nichts dagegen tun.

Bis zum 70. Lebensjahr kann der (inaktive) Mensch ein Drittel, manchmal sogar bis zu 40 Prozent seiner jugendlichen Muskulatur und Kraft eingebüßt haben. Dieses muskuläre Defizit – besonders an Rücken, Bauch und Po – ist übrigens oftmals der Auslöser für degenerative Erkrankungen des Bewegungsapparats (Rückenschmerzen, Arthrose, Bandscheibenschäden, Bindegewebsschwäche oder Osteoporose).

Ohne Muskeltraining, wenn wir also nichts tun, verlieren wir primär die schnell kontrahierenden Muskelfasern, die uns

Crosstraining

beispielsweise bei Stürzen davor bewahren, dass wir nicht wie ein Sack Reis umfallen und uns vielleicht einen Knochenbruch zuziehen.

Muskeltraining wird also umso wichtiger, je älter Sie werden. Denn allmählich, mit jedem Jahr, bildet sich die Muskelmasse zurück. Gerade deswegen ist es wichtig, die Muskulatur mehrmals pro Woche zu belasten (zum Beispiel auch Kniebeugen, Banksteigen), um sie kräftig und mobil zu halten.

Muskeltraining stimuliert die Produktion des menschlichen Wachstumshormons, auch Somatropin genannt. Dieses Meisterhormon wird von der Hypophyse ausgeschüttet, allerdings nur zweimal täglich. Und zwar nach einer bis zwei Stunden in der Phase des tiefsten Schlafs und kurz vor dem Aufwachen. Das Wachstumshormon regt das Gewebewachstum an, erhöht die Grundspannung der glatten Muskulatur, die Festigkeit des Muskelgewebes und die Flexibilität; es baut Muskelmasse auf und sorgt für Wachstum von Knochen und Organen.

Für Wissenschaftler steht längst fest, dass auch Altersschwäche – krankhafte Degenerationen ausgenommen – nicht unbedingt eine Frage generellen körperlichen Verfalls ist, sondern ganz oft eine Folge von Bewegungs- und Belastungsmangel.

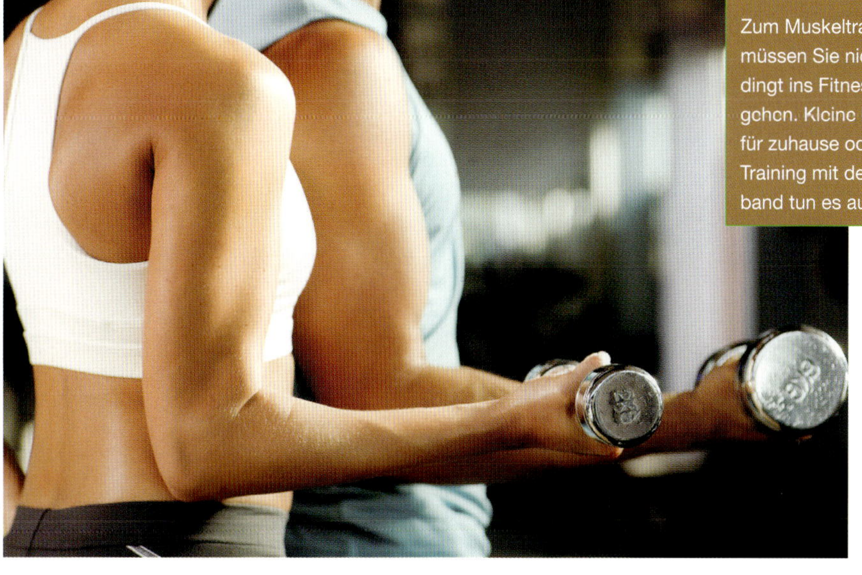

Zum Muskeltraining müssen Sie nicht unbedingt ins Fitnessstudio gehen. Kleine Hanteln für zuhause oder ein Training mit dem Theraband tun es auch.

REBOUNCING

Hinter dem hochtrabenden Wort verbirgt sich nichts anderes als Trampolinspringen – auf einem Minimodell. Der Sportfachhandel bietet die flachen, ca. einen Quadratmeter kleinen Geräte ab etwa 100 Euro an.

Hopsen Sie einfach drauflos. Es geht ganz leicht. Beim rhythmischen Spiel mit der Schwerelosigkeit werden Sie nicht nur Müdigkeit und Verspannungen los. Sie trainieren dabei gleichzeitig 80 Prozent Ihrer Muskeln, ohne die Gelenke und Bänder zu strapazieren. Übrigens: Zehn Minuten Rebouncing hat einen ähnlichen Trainingseffekt wie 30 Minuten Jogging.

Seilspringen (Rope Skipping) ist eine sehr effektive Trainingsergänzung. Spielerisch werden Kraft, Koordination und Ausdauer verbessert.

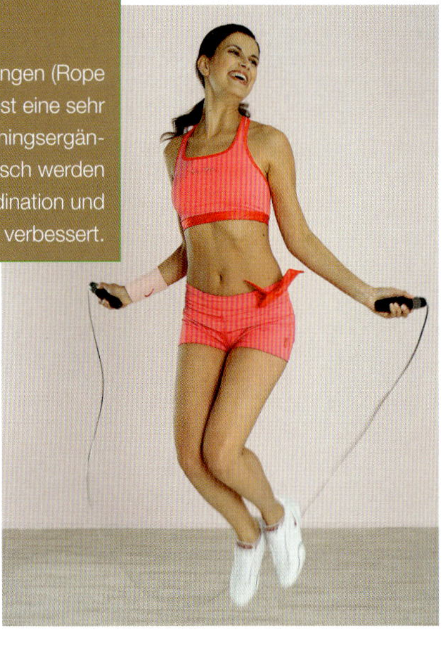

ROPE SKIPPING

Früher nannten wir das einfach bloß Seilspringen. Jetzt feiert das alte Kindervergnügen unter dem hippen Namen »Rope Skipping« fröhliche Urständ. Denn der unscheinbare Springsport ist unaufwendig, aber sehr effektiv. Sportmediziner empfehlen Rope Skipping als regelmäßiges Miniworkout, weil sich auf diese harmlose Weise spielerisch die Kraft, die Koordination und die Kondition wirkungsvoll verbessern lassen. Anders als bei den meisten anderen Fitnesssportarten kann es beim Seilspringen kaum zu Überbelastungen kommen. Denn wer keine Kraft mehr hat, bleibt irgendwann einfach im Seil hängen.

Trainingstipps

Seilspringen ist ein flotter Fatburner: Pro Minute verbrennen Sie rund zehn Kalorien pro Kilogramm Körpergewicht. Außerdem ist es ein preiswerter Spaß. Spezialseile kosten nur etwa 15 Euro.

> Anfänger sollten pro Durchgang 10- bis 20-mal springen, dann jeweils eine Minute Pause einlegen. Machen Sie drei bis fünf Sätze.

> Fortgeschrittene bringen es pro Satz auf 30 Jumps.

Sie können mit geschlossenen Beinen springen (Sprunghöhe: etwa drei bis fünf Zentimeter), auf Zehenspitzen mit geöffneten Beinen (Side-Straddle) oder jeweils auf einem Bein (Side Leg Lift).

Crosstraining

Sauna – was bringt sie fürs Abnehmen?

Leider schmelzen in der Sauna nicht unmittelbar die Fettpölsterchen – wie manche immer noch glauben. Trotzdem sind regelmäßige Saunabesuche eine nützliche Ergänzung fürs Ausdauertraining, besonders wenn die Muskeln verspannt sind oder gar ein Muskelkater plagt. Die Sauna ist eine heiße Wohltat für Körper und Seele.

> Saunagänge bauen Stresshormone ab, wirken entspannend und erfrischend.
> Saunagänge sind reinigend und entschlackend.
> Der Serotoninspiegel wird erhöht. Serotonin – das Hormon, das für Entspannung und Schlaf zuständig ist.
> Der Stoffwechsel kommt auf Touren, und die Haut wird besser durchblutet.
> Der Wechsel zwischen Hitze und abruptem Temperatursturz wirkt wie ein Training der Blutgefäße.
> Der Puls kann um bis zu 50 Prozent steigen, ohne das Herz allzu sehr zu strapazieren (in der Hitze sind die Gefäße erweitert).

Welche Saunaregeln sollte ich beachten?

> Ein Saunabad braucht Zeit – mindestens zwei Stunden ohne Stress.
> Gehen Sie weder hungrig noch mit vollem Magen in die Sauna.
> Duschen Sie vorher, trocknen Sie sich ab, denn trockene Haut schwitzt schneller. Ein warmes Fußbad erleichtert das Schwitzen.
> Halten Sie sich kurz, aber intensiv in der Sauna auf: Acht bis 12 Minuten reichen. Optimal: drei bis vier Gänge. Zwischendurch Wasseraufgüsse.
> Ein bis zwei Minuten vor dem Verlassen der Saunakabine aufrecht hinsetzen, damit sich der Blutkreislauf stabilisieren kann.
> Abkühlen beginnt an der frischen Luft. Ein Kaltwasserguss mobilisiert den Kreislauf.
> Warme Fußbäder, dann nochmals abkühlen – das verstärkt das Gefäßtraining.
> Während des Saunabades sollten Sie nichts trinken, weil sonst der Effekt des Entschlackens weitgehend verloren geht.
> Nach der Sauna sollten Sie sich besser keinen sportlichen Belastungen mehr aussetzen.
> Wer mehrmals in der Woche saunabadet, kann das Ritual auf zwei oder nur einen Gang reduzieren.

Trail Running – was macht den Reiz aus?

Laufen neben der Spur: Abseits vom Asphalt, im Wald, über Stock und Stein und allein auf weiter Flur bietet Trail Running eine neue Herausforderung für ambitionierte Läufer, die die Natur Schritt für Schritt erleben wollen.

Der Trainingseffekt ist immens, nicht nur für den Kreislauf. Bei jedem Schritt ist Konzentration auf die Strecke gefordert. Sie laufen querfeldein, also abseits befestigter Routen auf gerölligen Pfaden (Trails) und erobern Ihr Terrain. »Sie spüren die entspannte Ruhe wie beim Wandern, Sie haben technisch anspruchsvolle Passagen wie beim Mountainbiking und Sie erleben den gleichen Endorphinkick wie bei der Trainingseinheit auf der Straße«, erklärt Martin Grüning vom Läuferfachmagazin Runner's World. »Zusätzlich werden Sie durch die Geländeläufe garantiert schneller, stärker, ausdauernder«, versichert der Laufexperte.

Für wen ist Trail Running geeignet?

Für ambitionierte Läufer, die nicht nur auf altbekannten Wegen Kilometer abspulen wollen, ist Trail Running eine wunderbare Ergänzung zu ihrem herkömmlichen Training. Der ständige Wechsel des Untergrunds erfordert Geschick, Konzentration und einen wachsamen Laufstil. Kleine Sprünge, minimale Bodenkontakte, schnelle, effektive Schritte und behände Ausweichmanöver bringen ein völlig neues Laufgefühl und stärken die Beinmuskulatur effektiver als »normales« Laufen.

Die kleinen Pfade, das ständige Auf und Ab – im Gelände kann man nicht mit gleichem Tempo laufen. Crosslauf-Trainer Wilfried Raatz erklärt: »Dies beansprucht vor allem die schnell kontrahierenden Muskelfasern – denn die müssen auf jeden Tempowechsel reagieren. Je besser diese Fasern trainiert sind, desto flotter laufen Sie später in der Ebene.« Natürlich können Sie die Schnellkraft und Kraftausdauer auch auf der Bahn trainieren; im Trail aber macht's mehr Spaß – und es stärkt außerdem die mentale Kraft.

Worauf kommt es besonders an?

Umsichtig und konzentriert laufen! Weil der Fuß auf unebenem, zum Teil rutschigem Boden aufsetzt, ist die Gefahr des Umknickens erhöht. Andererseits werden dadurch Trittsicherheit und Körperkoordination trainiert.

Die Anschaffungskosten für gute Trail-Running-Schuhe: 80 bis 150 Euro. Sie haben ein griffigeres Profil auf der Außensohle, eine wasserabweisende Oberfläche, eine verstärkte Zehenbox und eine festere Fersenkappe. Die Schuhe sind deshalb schwerer als normale Laufschuhe. Funktionelle Bekleidung spielt im Gelände eine noch größere Rolle.

Spaßfaktor?

Sehr hoch. Es ist ja ohnehin immer spannend, wenn wir ausgetretene Pfade verlassen. Wenn's unterwegs richtig matschig ist, steigt der Spaß. Trail Runner sind gegenwärtig so eine Art eine Avantgarde der Laufbewegung.

Tipps für Trail-Running-Einsteiger

Passen Sie das Lauftempo dem Untergrund an. Auch wenn Sie schneller könnten, reduzieren Sie das Tempo – bevor Rutschgefahr besteht. Nicht stur nach Kilometern messen, denn oft macht das Streckenprofil einen Trail Run erst zum Erlebnis.

Bergauf sollten Sie bewusster die Arme zum Einsatz bringen. Konzentrieren Sie sich auf kleine, kurze Schritte, die Sie ohne große Abdruckphase laufen.

Bei Geröll eventuell eine Gehpause einlegen, denn jetzt kann es wirklich gefährlich werden, weil Sie ausrutschen oder gar stürzen könnten.

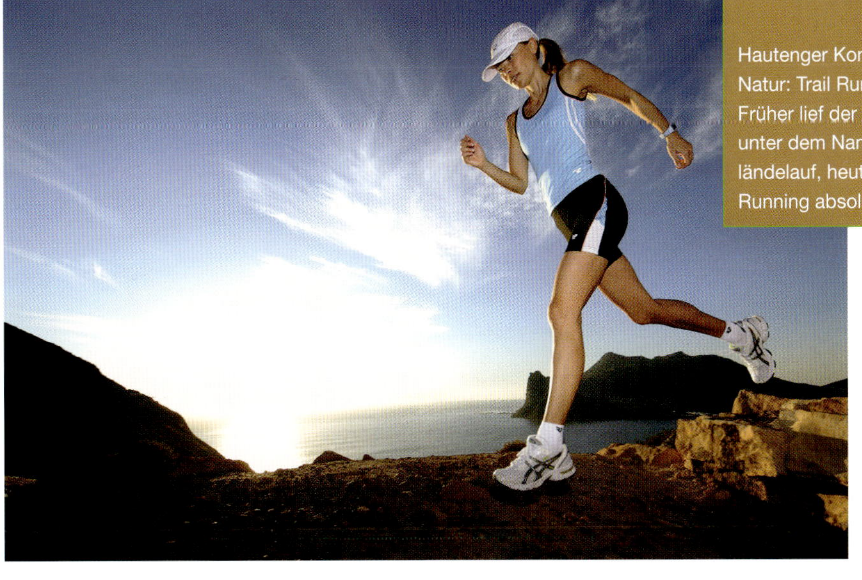

Hautenger Kontakt zur Natur: Trail Running. Früher lief der Spaß unter dem Namen Geländelauf, heute ist Trail Running absolut trendy.

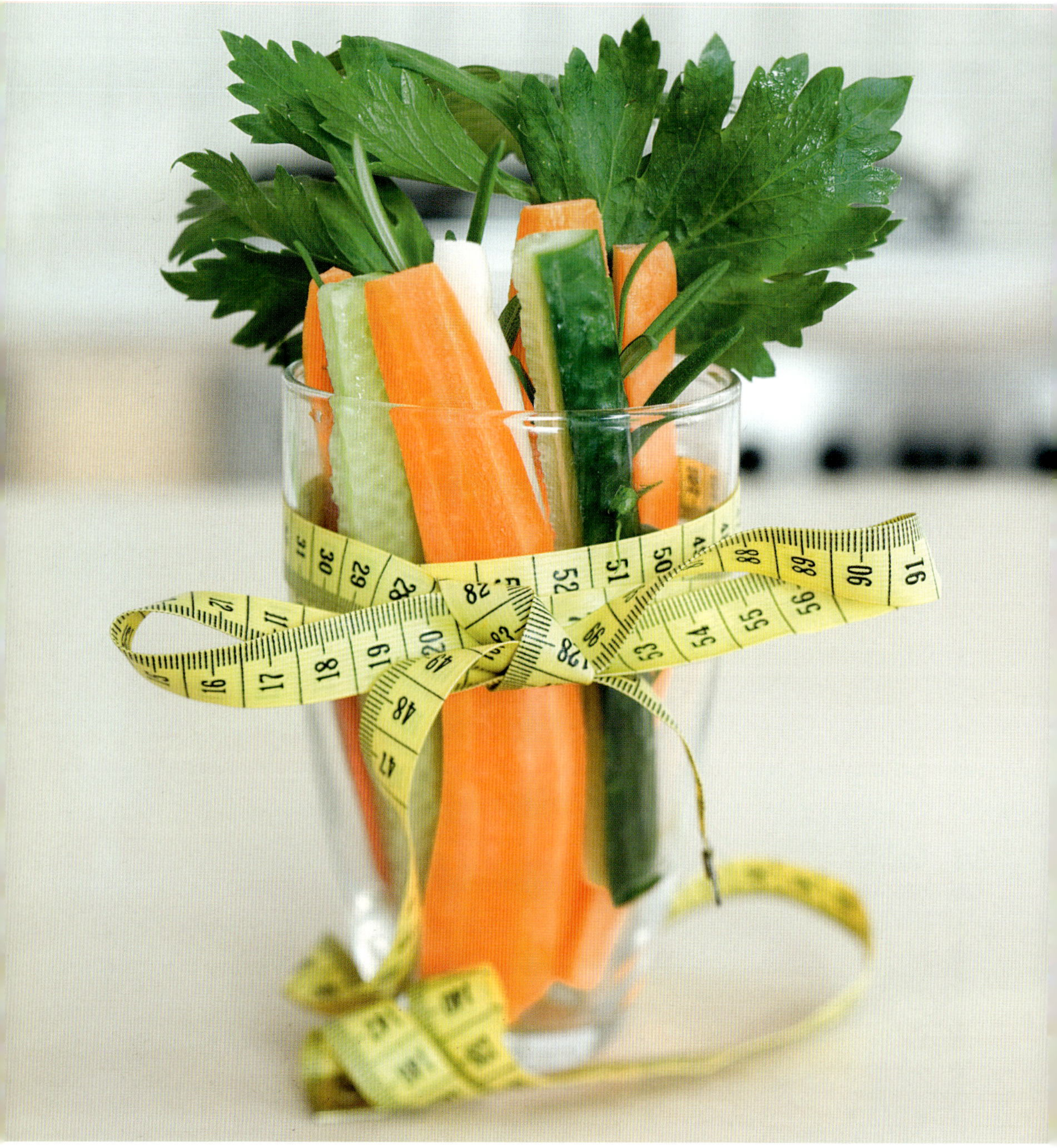

Clevere Ernährung

Essen und dabei schlank werden

Wer schlank sein und bleiben will, muss essen. Wer hungrig ist, sollte essen. Das ist normal. Es ist nicht normal, zu darben oder gar zu hungern. Diäten sind Unsinn und unmöglich durchzuhalten. Wer mehr Leistung von seinem Körper will, muss ihm geben, was er braucht – so simpel ist die Versorgungsformel für körperliche Bestform. Dann hört auch das zwanghafte Beschäftigen mit dem Essen auf, das öde Kalorienzählen.

Eine Ernährung, mit der man leistungsfähig bleibt und für immer die Form hält, ist viel weniger kompliziert, als die meisten denken. Alles wird gut, wenn Sie viel Obst und Gemüse essen, häufiger Fisch, weniger Fleisch, dafür mehr Kartoffeln, Nudeln, Reis oder Brot. Dies ist schon wegen der Ballaststoffe wichtig, die den Darm füllen und für eine gute Verdauung sorgen.

Der ideale Speiseplan sollte sich so zusammensetzen:

> 55 bis 60 Prozent Kohlenhydrate
> 25 bis 30 Prozent Fett
> 10 bis 15 Prozent Eiweiß

Diese Verteilung ist mit einer abwechslungsreichen Mischkost ohne große Umstände zu erreichen.

Die meisten Krankheiten haben direkt mit unserer Lebensweise zu tun. Sie sind daher durch mehr Bewegung vermeidbar. Aber auch eine falsche Ernährung spielt bei der Entstehung von Krankheiten eine große Rolle. Sie ist die Hauptursache für Arteriosklerose, Diabetes, Herzinfarkt, Magen-Darm-Erkrankungen und vermutlich auch für verschiedene Krebserkrankungen. Und besonders ist sie verantwortlich für Übergewicht.

Eine gesunde, ausgewogene und kontrollierte Ernährung ist der Schlüssel zu Fitness und einem dauerhaft schlanken Körper.

Welche Essgewohnheiten soll ich mir denn aneignen?

Wer schlank werden und bleiben will, muss richtig essen. Das funktioniert nur durch die Kultivierung einer bewussten Ernährung und neuer Essgewohnheiten. Dazu gehört beispielsweise auch die Freude am Essen. Wer nur das Beste vom Besten einkauft, wird beim Essen nicht gedankenlos schlingen, sondern langsam genießen.

Der Ernährungswissenschaftler Nicolai Worm meint: »Füllige genießen das Essen nicht, sondern stopfen es rasch und gedankenlos in sich hinein. Sättigungsgefühle ignorieren sie. Sie mampfen, bis der Teller leer ist – und dann rechnet ihnen das schlechte Gewissen jeden Bissen vor.«

Wie kann ich unkontrolliertes Essen zügeln?

> Essen Sie langsam. Der Magen meldet das Sättigungsgefühl erst nach gut einer Viertelstunde.
> Kauen Sie gut. Die Verdauung beginnt schon im Mund. Also möglichst jeden Bissen rund 20-mal kauen. Sie werden so auch schneller satt.
> Vermeiden Sie schnelles Essen im Stehen.
> Essen Sie bewusst, nicht nebenbei beim Fernsehen.
> Aufessen muss nicht sein. Wenn Sie satt sind, lassen Sie den Teller stehen,

Den Bedürfnissen des Körpers vertrauen

Bei vielen ist das Wissen um vernünftiges Essen durch jahrelanges falsches Ernährungsverhalten verloren gegangen. Sie können Ihre natürlichen Instinkte wieder aktivieren, wenn Sie sich an folgende Regeln halten:

> Ich höre mit dem Diäthalten auf.
> Ich identifiziere meinen Hunger: Wann und worauf habe ich Hunger?
> Es gibt für mich keine verbotenen Lebensmittel mehr.
> Ich esse alles langsam, ich schmecke alles und genieße es.
> Ich habe ein Recht auf Essen.
> Ich achte darauf, dass die Nahrungsmittel, die ich essen möchte, immer ausreichend vorhanden sind. Auf diese Weise verschwindet der Zwang zum Aufessen, und ich kann aufhören, wenn ich satt bin.
> Ich bin zufrieden mit kleinen Schritten, Rückschläge analysiere ich und lerne daraus.
> Ich beobachte meine Essensmuster, die Umstände und Gefühle, die ich beim Essen habe.

Quelle: Bundeszentrale für gesundheitliche Aufklärung

auch wenn Mama früher was anderes gepredigt hat.

> Wiegen Sie sich regelmäßig – aber nicht täglich, sondern nur einmal pro Woche und am besten auch immer auf derselben Waage.
> Essen Sie nicht, wenn Sie keinen Hunger verspüren.

Fett – Fit- oder Fettmacher?

Fett ist nichts Schlechtes. Fett ist sogar wichtig. Es verleiht vielen Speisen den guten Geschmack. Außerdem transportiert es wertvolle Vitamine und die essenziellen Fettsäuren, die für den Aufbau von Nerven und Gehirnzellen so unentbehrlich sind.

Prinzipiell ist Fett eine geniale Erfindung der Evolution. Fett ist Polstermaterial und Wärmespender. Die Fettmoleküle (Triglyzerine) sind geballte Kraft, eine konzentrierte, nahezu unerschöpfliche Energiequelle. Ein Gramm Fett liefert neun Kalorien – mehr also doppelt so viel wie Kohlenhydrate und Eiweiß. Früher konnten jene, die viel Speck angesetzt hatten, Notzeiten besser überleben. Früher. Heute herrscht in den Industrieländern der westlichen Welt Nahrungsüberschuss, und der segensreiche Speicher unter der Haut ist zum Fluch für Millionen von Menschen geworden.

Da hilft es nur, Ballast abzuwerfen, fettärmer zu leben. Weniger Fett in unserem Essen bedeutet letztlich weniger Fett auf den Rippen – und in den Gefäßen. Gewicht verlieren und dafür Lebensfreude, Vitalität und Energie gewinnen. Zum Lohn gehört auch ein geringeres Krankheitsrisiko – und damit ein längeres Leben.

Welches Fett ist das richtige für mich?

Fett ist nicht gleich Fett. Vom chemischen Aufbau her sind alle Fette gleich. Sie bestehen aus Glyzerin und drei Fettsäuren. Doch diese Fettsäuren können sehr unterschiedlich sein.

> **Gesättigte Fettsäuren** stecken in tierischen Produkten. Unser Körper kann sie selbst bilden.
> **Ungesättigte Fettsäuren** muss die Nahrung liefern.

Ganz ohne Fett kommt der Körper nicht aus. Es gibt gute und schlechte Fette. Sparen Sie am Fett und meiden Sie unnötige Fettfallen.

Es kommt also auf die Auswahl an. Die für uns hochwertigen ungesättigten Fettsäuren sind in der Regel weich und flüssig – und meist pflanzlicher Herkunft (Gemüse, Nüsse, Samen, Oliven). Lein-, Soja-, Distel-, Maiskeim- und Sonnenblumenöl liefern lebenswichtige Bausteine für Hormone und Abwehrstoffe. Raps- und Olivenöl wirken günstig auf den Cholesterinspiegel. Wir sollten also möglichst oft Speisen essen, die mit Pflanzenölen zubereitet sind.

In welchen Lebensmitteln steckt viel »böses« Fett?

Leider reicht es nicht aus, das Brot dünner mit Butter zu bestreichen, wenn man Fett vermeiden möchte. Es gibt jede Menge Lebensmittel, die versteckte Fette mit überwiegend gesättigten Fettsäuren enthalten. Zum Beispiel:

> Fettes Fleisch (Hackfleisch)
> Gänseschmalz
> Frittiertes (Pommes frites)
> Dicke, fettige Saucen
> Dressings
> Mayonnaise
> Cremespeisen
> Kuchen, Süßigkeiten

Sind Lightprodukte fettarm?

Auch sogenannte Lightprodukte sind nicht automatisch fettarm. Light oder leicht sagt lediglich aus, dass ein Lebensmittel mindestens 30 Prozent weniger Fett, Zucker, Alkohol oder Kalorien als das Originalprodukt hat. Seit dem 1. Juli 2007 gibt es eine EU-Verordnung, die das Wort »Light« definiert. Danach

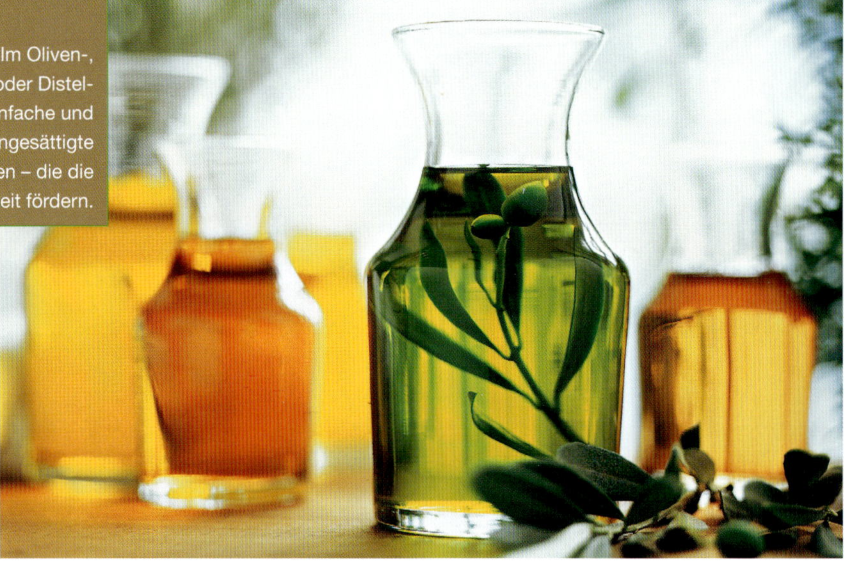

Gute Fette: Im Oliven-, Raps-, Soja- oder Distelöl stecken einfache und mehrfach ungesättigte Fettsäuren – die die Gesundheit fördern.

Ernährung

Der Weg zu dauerhaftem Wunschgewicht

Es sind vier Stufen, die auf dem Weg zu dauerhaftem Wunschgewicht genommen werden müssen. Jede dieser vier Phasen ist wichtig, jede hat eine spezielle Aufgabe und Wirkung. Es sollte daher keine Stufe ausgelassen oder übersprungen werden.

> **Die Zündungsphase:** Vermutlich haben Sie sich jahrelang nach Ihrem persönlichen Muster ernährt, Sie haben sicherlich gern Fleisch, Wurst, Käse, Salat, Obst, Süßigkeiten, Nudeln, Kartoffeln gegessen und Bier, Wein, Softdrinks, Mineralwasser getrunken. Ihr Körper, die Verdauung, der Stoffwechsel sind auf Einlagerung, auf Speicherung programmiert. Damit sollte jetzt Schluss sein. Der Stoffwechsel muss zunächst umprogrammiert werden: von Einlagerung, von Insulinproduktion auf Eigenversorgung, auf die Benutzung eigener gespeicherter Energie. Die Zündungsphase (zwei Tage) soll das Abnehmen rasch in Gang bringen.

> **Die Abnehmphase:** Nach der Umstellung des Stoffwechsels beginnt das eigentliche Abnehmen. Hier dürfen Sie bis auf wenige Ausnahmen alles essen, was Ihnen schmeckt – ohne Kalorienzählen, ohne pedantisches Abwiegen der Portionen. Allerdings sollten Sie den Fettgehalt kontrollieren und bestimmte Zuckersorten meiden.

> **Die Stabilisierungsphase:** Nach einigen Wochen werden Sie das zunächst angestrebte Gewicht erreicht haben. Jetzt kommt es darauf an, dieses Gewicht auch zu halten. Das ist ganz leicht möglich, wenn Sie weniger Fett essen und bestimmte Zucker nicht zusammen mit Fett essen.

> **Die Erhaltungsphase:** Anders als bei einer Diät, die nach ein paar Wochen endet, sorgt ein gesundes Ernährungsbewusstsein dafür, dass Sie dauerhaft das Wunschgewicht halten können. Mit ein paar ganz einfachen Regeln, die nicht schwer umzusetzen sind, lässt es sich wunderbar leben. Fett einsparen, auf den Zucker achten, in Bewegung bleiben. Der Weg zum Wunschgewicht muss nicht Verzicht bedeuten. Im Gegenteil: Genuss ist jederzeit erlaubt. Genießen Sie bewusst!

bedeutet »Light« das Gleiche wie »reduziert«. Der Hersteller muss angeben, was das Lebensmittel »leicht« macht – ob zum Beispiel der Fett-, Zucker-, Alkohol- oder Koffeingehalt reduziert ist. Kann ich also mit Lightprodukten abnehmen? Die Ernährungswissenschaftlerin Antje Gahl von der Deutschen Gesellschaft für Ernährung sagt: »Ja, wenn man sie bewusst einsetzt, können sie helfen, Kalorien zu sparen. Konkret: Tauscht man einzelne Lebensmittel durch Lightprodukte und bleiben die Portionen gleich groß, klappt es.«

Viele Lightprodukte wecken falsche Hoffnungen. Oft finden sich in ihnen viel Zucker, Zusatz- und manchmal sogar Schadstoffe.

Wie kann ich leicht Fett sparen?

Es ist, wie gesagt, eine Lüge, dass Fett grundsätzlich schlecht ist. Fett ist schlicht Brennstoff, solange wir die aufgenommenen Kalorien durch Bewegung wieder verbrennen. Dennoch sollten Sie sorgfältig darauf achten, welche Art von Fett Sie verzehren – und Fett sparen.

> Kaufen Sie fettarme Käsesorten (etwa Harzer Käse, Hütten-, Kochkäse).

> Ersetzen Sie süße Sahne (32 Gramm Fett) durch Buttermilch (0,5 Gramm) und Crème double (40 Gramm) durch fettarmen Kefir (1,5 Gramm).

> Wählen Sie magere Fleisch- und Wurstsorten (Geflügelwurst, Lachsschinken, Roastbeef, Gemüse-Puten-Wurst, Fleisch in Aspik).

> Schneiden Sie die sichtbaren Fettränder vom Fleisch ab.

> Verwenden Sie Streichfett, besonders Butter, nur sparsam.

> Pinseln Sie beschichtete Pfannen nur mit Öl aus. Gießen Sie das Fett nach dem Anbraten von Fleisch aus der Pfanne.

> Legen Sie statt Käse und Wurst doch öfter mal Gurke, Radieschen oder Tomate aufs Brot.

> Verwenden Sie statt Crème fraîche lieber Joghurt oder püriertes Gemüse, um Saucen zu binden.

> Setzen Sie statt Fett mehr Gewürze und frische Kräuter als Geschmacksträger ein.

> Wenn es schon etwas Süßes sein soll: Naschen Sie statt Butterkeksen lieber Russisch Brot. In den Buchstabenkeksen steckt nur ein Zehntel soviel Fett wie in anderen Knabbereien.

> Wenn es etwas Pikantes zum Knabbern sein muss: Essen Sie statt Erdnüssen (100 Gramm bedeuten 50 Gramm Fett) lieber fast fettfreie Salzstangen.

> Essen Sie statt einer Portion Mousse au chocolat (16 Gramm Fett) lieber Gummibärchen, die gar kein Fett enthalten, und statt Schokolade (30 Gramm Fett) vielleicht Mohrenköpfe (0,2 Gramm Fett).

Woraus sollte mein Frühstück bestehen?

Ein Powerfrühstück, das Ihnen die nötige Energie für den Tag gibt, sollte aus einer Kombination von Getreide, Früchten und einem Eiweißträger bestehen. Also zum Beispiel Müsli mit Milch, Molke, Joghurt oder Buttermilch, frischen Früchten oder auch Trockenobst.

Es ist natürlich am besten, wenn Sie Ihr Müsli selbst mixen, da Fertigmüslis meist viel Zucker zugesetzt ist. Das Gleiche gilt auch für Cornflakes & Co. Wer nicht auf Fertigprodukte verzichten möchte, sollte zuckerarme und ballaststoffreiche Sorten kaufen. Die Zutaten müssen der Menge nach aufgeführt werden: Je weiter vorn der Zucker also aufgeführt ist, umso mehr ist im Produkt enthalten. Auch hinter den Begriffen Glukose, Maltose, Dextrose, Fruktose und Saccharose verbirgt sich – nichts anderes als Zucker.

Was gibt mir Energie für den Tag?

Immer noch besser als ein zu süßes Müsli ist da schon die Frühstücksschnitte aus Vollkorn. Im Vergleich zu Weißbrot oder (Weißmehl-)Brötchen enthält sie die vier- bis fünffache Menge an Vitaminen, Mineralstoffen und Spurenelementen. Dazu gehören etwa B-Vitamine und Magnesium – Stoffe, die für die Kopfarbeit wichtig sind –, aber auch Eisen und Kalzium sowie Ballaststoffe, die die Verdauung fördern. Die langkettigen Kohlenhydrate des Vollkorngetreides gehen allmählich ins Blut über. So halten sie den Blutzuckerspiegel konstant, machen satt und liefern Langzeitenergie.

Der weitere Vorteil einer Vollkornmahlzeit (Müsli, kerniges Brot) ist, dass das kräftige Kauen die venösen Geflechte im Schädel entstaut, sie löst also Blockaden in der Denkzentrale. Das Zupacken der Zähne stärkt das Selbstbewusstsein, gibt den nötigen »Biss« für den Tag.

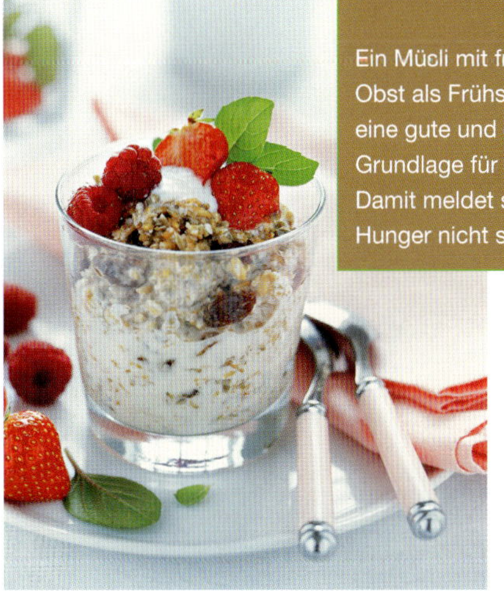

Ein Müsli mit frischem Obst als Frühstück ist eine gute und gesunde Grundlage für den Tag. Damit meldet sich der Hunger nicht so schnell.

Warum reichlich Trinken so wichtig ist

Die Bedeutung des Wassers für unseren Körper wird immer noch unterschätzt. Dabei bestehen fast zwei Drittel des Körpers daraus.

> Wasser ist für die Funktion von Herz, Kreislauf und Nieren zuständig.
> Wasser ist ein elementares Kühlmittel für den Motor unseres Stoffwechsels und sorgt bei warmem Wetter (als Schweiß) dafür, dass die Betriebstemperatur stets im grünen Bereich bleibt.
> Wasser schmiert die Gelenke und bettet Gewebe und Organe ein.
> Wasser löst die Nährstoffe auf und transportiert sie über das Blut zu allen Körperzellen und Organen.

Wer abnehmen will, muss reichlich trinken. Ideal ist Mineralwasser. Als Faustregel gilt: 30 Milliliter pro Kilogramm Körpergewicht über den Tag verteilt.

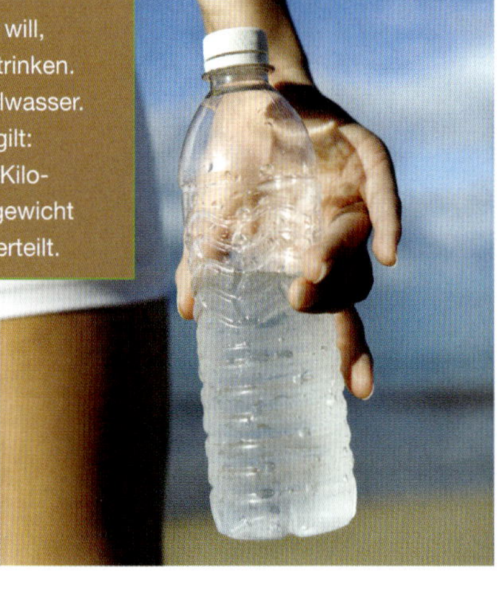

> Wasser hilft bei der Müllentsorgung: es schwemmt die Stoffwechselreste (Kohlendioxid, Milchsäure) aus, die dann über die Nieren mit dem Urin ausgeschieden werden.

In gewissem Sinn ist Wasser also das wichtigste unserer Nahrungsmittel – die Quelle unseres Lebens.

Je älter wir werden, umso geringer ist die Wasserbindung im Körper. Also im Alter besonders auf regelmäßige und ausreichende Flüssigkeitszufuhr achten. Wenn der Wassergehalt im Körper nur um wenige Prozent absinkt, verschlechtert sich die Fließfähigkeit des Bluts, und die Thrombosegefahr steigt. Auch der Sauerstofftransport in die Zellen verschlechtert sich, die Durchblutung sinkt ebenso wie der Blutdruck. Folgen: Müdigkeit, Verstopfung, Hautprobleme und Kopfschmerzen.

Was passiert, wenn ich zu wenig trinke?

Wir könnten viele Tage, ja sogar Wochen und manchmal Monate ohne Nahrung auskommen. Aber tägliches Trinken ist lebensnotwendig. Von Sportlern weiß man, dass schon zwei Prozent zu wenig an Flüssigkeit einen Leistungsabfall um zehn Prozent (!) bewirken können.

Ernährung

Je mehr Wasser der Körper verliert, umso mehr ist seine Funktionsfähigkeit beeinträchtigt:

> Bereits bei zwei Prozent Flüssigkeitsdefizit (leichtes Durstgefühl) vermindert sich die Ausdauer- und Denkfähigkeit.
> Bei vier Prozent lässt unsere Kraftleistung deutlich nach.
> Bei sechs Prozent (starkes Durstgefühl) spüren wir Schwäche, Reizbarkeit und Erschöpfung.
> Bei acht Prozent spüren wir Übelkeit, motorische Fähigkeiten sind gestört.
> Bei einem Wasserdefizit von mehr als 10 bis 15 Prozent kann es lebensbedrohend werden. Ernste Anzeichen: Krämpfe, eine geschwollene Zunge, verschleiertes Sehen, empfindungslose Haut, Schwerhörigkeit, die Unfähigkeit zu schlucken, schmerzhaftes Harnlassen, Delirium.

Schon unter normalen Bedingungen verlieren wir täglich etwa zweieinhalb Liter Flüssigkeit – über die Nieren und den Urin, den Darm, die Haut und als Schweiß. Auch im Schlaf geht Flüssigkeit verloren – durch den Atem.

Wie viel sollte ich täglich trinken?

Um die Flüssigkeitsbilanz ausgeglichen zu halten, muss mindestes diese Menge wieder zugeführt werden. Über den Abbau der Nahrung entstehen im Körper etwa 0,3 Liter Wasser. In normaler Mischkost (also in Obst, Gemüse, Suppen oder Saucen) ist zudem etwa ein Liter Flüssigkeit enthalten. Rein rechnerisch fehlt deutlich mehr als ein Liter Flüssigkeit, die wir dann als Getränke zuführen müssen.

Um auf der sicheren Seite zu sein, sollten wir täglich mindestens 1,5 bis 2 Liter trinken, um auch in schweißtreibenden Phasen keinen Mangel zu erleiden. (Und bei heißem Wetter, starker körperlicher Beanspruchung, bei Fieber, Durchfall oder Erbrechen, bei sehr trockener Heizungsluft sollten man nochmals mindestens einen Liter trinken.)

Welche Getränke sind besonders geeignet?

Wir empfehlen stilles oder auch prickelndes Mineralwasser, Kräuter-, Früchte- oder Schwarztee, Gemüsesäfte und Kaffee nur in normalen Mengen (also nicht mehr als vier Tassen am Tag). Wem reines Wasser zu fad ist, sollte einen Teil Frucht- oder Gemüsesaft dazumischen.

Vorsicht, Wassermangel: Schon bei zwei Prozent Flüssigkeitsdefizit vermindert sich spürbar unsere Ausdauer- und Denkfähigkeit.

Mischen Sie Schorle aus einem Teil Saft und rund zwei Teilen Mineralwasser. Tipp: Geben Sie zudem noch eine Messerspitze Jodsalz dazu. Saftschorlen löschen übrigens nicht nur den Durst, sie enthalten auch wichtige Mineralstoffe.

Apfelsaft zum Beispiel liefert Kalium für Muskeln und Nerven.

Achten Sie bei Fruchtsäften auf die Qualität (naturrein, ohne Zuckerzusatz). Sogenannte Fruchtsaftgetränke oder Nektar sind viel zu zuckerhaltig.

Limonade und Cola sind im Grunde genommen flüssige Süßigkeiten. Für den ersten Durst sind diese kohlensäurehaltigen Brausen jedenfalls nicht empfehlenswert. Denn Limonaden enthalten viel Zucker, also Kohlenhydrate (manchmal mehr 50 als Prozent), aber kaum Mineralien.

Und Alkohol? Fest steht: Er fordert die ohnehin schon strapazierte Leber. Beim Bier stammen über 60 Prozent der Kalorien vom Äthanol, beim Wein sogar 84 Prozent. Äthanol ist nicht nur eine leere Kalorienquelle, sondern sogar ein Stoffwechselgift, das bereits im Magen schnell resorbiert wird. Außerdem fördert und beschleunigt Alkohol immer auch die Entwässerung. Der Körper verliert also zusätzlich wertvolle Flüssigkeit (und Mineralien) – statt sie zu ersetzen.

Richtiges Trinken steigert die Leistung: Auch ohne Sport braucht der Mensch täglich 1,5 Liter Flüssigkeit. Je mehr Sie trinken, umso besser.

Allerdings: In geringen Mengen (ein Viertel Wein, ein halber Liter Bier pro Tag) kann Alkohol durchaus gesund sein – auch das wurde mittlerweile in vielen Studien nachgewiesen. Die alkoholischen Getränke Wein und Bier wirken anregend. Außerdem haben die Flavonoide im Rotwein einen schützenden Effekt, zum Beispiel vor Herz- und Gefäßerkrankungen (Arteriosklerose). Trinken Sie zum Wein am besten ein Glas Mineralwasser.

Welche Rolle spielt Wasser beim Fettabbau?

Während des Abnehmens ist der Flüssigkeitsbedarf nochmals deutlich höher. Denn durch den Abbau körpereigener Substanzen steigt die Menge der Schlacken, die mit dem Harn ausgeschieden werden müssen, drastisch an. Die Nieren arbeiten mit Hochbetrieb. Und dafür benötigt der Körper viel Wasser.

> **Als Faustregel gilt:** In der Abnehmphase mindestens 30 Milliliter pro Kilogramm Körpergewicht über den Tag verteilt trinken!

Wenn Sie zum Beispiel 60 kg wiegen, sind das 60 mal 30 = 1800 ml (1,8 l). Wenn Sie 70 kg wiegen, dann wären es 70 mal 30 = 2100 ml (2,1 l).

Mindestens zwei Liter kalorienarme Flüssigkeit sind also das Maß. Am besten Wasser, Mineralwasser, stark verdünnte Obstsäfte (Apfelschorle), Gemüsesäfte, Trinkmolke, Kräutertee, Früchtetee oder grünen Tee. Kaffee zählt nicht. Denn Koffein ist harntreibend, in Ihrer Bilanz fehlt Flüssigkeit. Wer auf Kaffee nicht verzichten mag, sollte täglich zusätzlich mindestens acht Glas Wasser trinken.

Ernährung

10 Prinzipien – wie kann ich mich fit essen?

1. **Verbote sind verboten.** Alles, was verboten ist, gewinnt an Reiz. Essen Sie alles mit Lust und Genuss, statt sich ständig mit Verboten zu beschäftigen.
2. **Hören Sie auf Ihren Magen.** Ignorieren Sie Ihr Hungergefühl nicht, sonst rächt sich der Organismus mit Heißhunger. Essen Sie rechtzeitig eine Kleinigkeit (zum Beispiel ein Stück Obst, eine Karotte, Knäckebrot oder eine kleine Portion Frischkäse), wenn sich Ihr Magen knurrig meldet.
3. **Essen Sie nur, was Sie mögen.** Ein gut trainierter Essinstinkt ist ein verlässlicher Wegweiser zu gesunder Ernährung. Denn unsere innere Stimme führt meist zu der Nahrung, die wir gerade am dringendsten brauchen.
4. **Essen Sie langsam.** Es dauert 15 bis 25 Minuten, ehe der Magen Sättigungssignale ans Hirn schickt. Legen Sie das Besteck aus der Hand, wenn Sie sich nicht unnötig vollstopfen mögen. Essen Sie in kleinen Bissen. Warten Sie zehn Minuten, ehe Sie einen Nachschlag nehmen.
5. **Essen Sie bewusst.** Werden Sie zum Feinschmecker, der jeden Bissen genießt. Hastige Esser bringen sich nicht nur um den Genuss – sie futtern auch mehr, bis sie endlich ein Sättigungsgefühl spüren.
6. **Vorfahrt für Beilagen.** Nicht dem Fleisch gebührt der meiste Platz auf dem Teller, sondern Kartoffeln, Reis, Nudeln. Gemüse verdoppeln, Fleisch halbieren – diese Verteilung gewährleistet eine optimale Nährstoffversorgung.
7. **Biobombe Banane.** Bananen sind als Snack unschlagbar. Sie sind reich an Kohlenhydraten und sättigen deshalb gut. Außerdem enthalten sie viel Kalium, Magnesium, Vitamin A und C sowie verschiedene B-Vitamine.
8. **Gehen Sie mit der Natur.** Wer sich an das hält, was die jeweilige Jahreszeit und Landschaft zu bieten haben, fährt auf jeden Fall gesund.
9. **Werden Sie zum Pflanzenfresser.** Die in Obst und Gemüse enthaltenen Ballaststoffe (Pektine) haben im Magen-Darm-Trakt eine fettbindende Wirkung. Außerdem sind Sie schneller satt. Fünfmal täglich Obst und Gemüse und ein guter Teil davon als Rohkost (etwa Karotten) wären optimal.
10. **Meiden Sie zu spätes Abendessen.** Unsere Natur verübelt nächtliche Schlemmerei (nach 21 Uhr). Die Verdauung verzögert sich. Der Organismus soll nachts nicht auf Höchststufe arbeiten, sondern regenerieren.

Joker fürs Abnehmen

Gönnen Sie Ihrem Körper doch einmal pro Woche eine Entlastung. Treten Sie beim Essen kürzer.

Was bringt ein Entschlackungstag?

Nehmen Sie nur Nahrung zu sich, die leicht verdaulich ist und den Organismus entschlackt und entlastet. Verzichten Sie also ganz auf Kaffee, Alkohol, Süßigkeiten. Geben Sie dem Stoffwechsel mal einen Urlaubstag.

Wenn Sie Ihrem Körper eine wunderbare Auszeit gönnen wollen, verwöhnen Sie sich einen Tag lang nur mit frischem Obst und viel Wasser.

Die Effekte der Blitzkur liegen auf der Hand: Durch die vermehrte Wasserausscheidung werden auch Schlacken und Giftstoffe, die sich im Gewebe, in den Zellen und Gelenken angesammelt haben, ausgespült. Besonders die Nieren werden entlastet, die Haut wird glatter, die Haare glänzender.

Wie funktioniert ein Obsttag?

Essen Sie Obst über den ganzen Tag verteilt. Sie können zum Beispiel Äpfel in verschiedenen Variationen essen:

> Morgens ein Glas Wasser mit zwei Esslöffeln Apfelessig und Apfelmüsli (mit Magerjoghurt)
> Zwischendurch einen geschälten Apfel mit etwas Zitronensaft
> Mittags wieder den Apfelessigdrink und Apfel-Sellerie-Salat
> Abends erneut den Apfelessigdrink und zwei geriebene Äpfel mit Zitronensaft und einer Prise Zimt

Nehmen Sie sich Zeit. Essen Sie nur so viel, bis Sie ein leichtes Sättigungsgefühl verspüren. Trinken Sie aber auf jeden Fall gut zwei Liter Wasser oder Kräutertee dazu.

Wie funktioniert ein Safttag?

Ein Safttag ist eine sehr spartanische Variante. Um dem Körper eine Ruhepause zu gönnen, trinken Sie über den Tag verteilt in fünf Portionen einen Liter Obst- und Gemüsesaft. Besonders wertvoll ist Tomatensaft, weil er viele Antioxidantien enthält. Die Säfte sollten in kleinen Schlucken getrunken werden. Außerdem sollten Sie mindestens noch mal eineinhalb Liter Wasser trinken.

Wie kann ich die Fettverbrennung zusätzlich ankurbeln?

Hungern oder Crashdiäten bringen garantiert keinen Erfolg. Auf Dauer nützt es nichts, nur Kalorien zu sparen. Wer schlank bleiben will, muss mehr Kalorien verbrennen. Die Fettverbrennung lässt sich mit ganz natürlichen Mitteln stimulieren und in Gang setzen: mit Hilfe von lipolytischen Substanzen, die als Fatburner bekannt sind. Fatburner sind keine geheimnisvollen Wunderstoffe, sondern Vitalstoffe, die den nötigen Zündfunken für die Bildung hilfreicher Hormone liefern. Sie sind immer schon Teil unseres genetischen Programms. Wir müssen sie bloß wecken und clever nutzen.

JOD: der Zündfunke

Jodmangel macht dick. Wenn unserem Körper Jod fehlt, fehlt Treibstoff für den Stoffwechselmotor, die Schilddrüse. Das Schilddrüsenhormon Thyroxin dient als Zündfünke für die Fettverbrennung. Es besteht aus Jod und der Aminosäure Tyrosin, die in Milchprodukten, Käse, Seefischen und Soja steckt.

MAGNESIUM: Organisator beim Fettabbau

Der Mineralstoff Magnesium organisiert die Sauerstoffversorgung der Zellen – und damit auch die Fettverbrennung. Denn ohne Sauerstoff verbrennt kein Fett. Magnesium ist zwar in Bananen, Nüssen, Samen, Kernen, Kartoffeln und auch Käse enthalten – doch leider nicht in ausreichendem Maß. Es empfiehlt sich, Magnesium pur (täglich 300 bis 600 Milligramm) zuzuführen.

L-KARNITIN: Fetttransporteur

Dieser wichtige Eiweißstoff transportiert

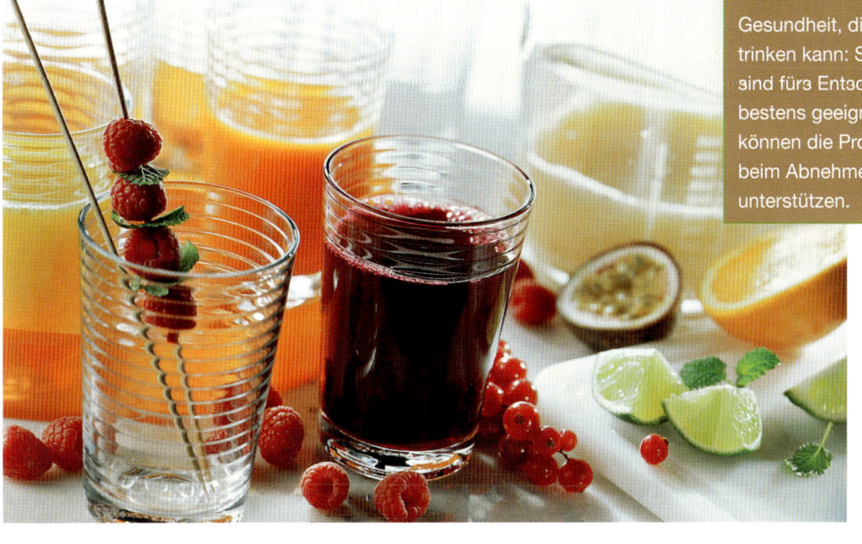

Gesundheit, die man trinken kann: Säfte sind fürs Entschlacken bestens geeignet und können die Prozedur beim Abnehmen unterstützen.

das Fett zur Verbrennung aus dem Blut heraus in die Zellen. Leider produziert der Körper nur eine geringe Menge L-Karnitin – und auch nur dann, wenn ausreichend Vitamin C, Eisen und Vitamin B6 zur Verfügung stehen. Den höchsten Gehalt an L-Karnitin weisen Lammfleisch, Geflügel und Milchprodukte auf.

ZINK: Brennofenproduzent

Zink baut Eiweißstrukturen, also Muskeln, auf und stimuliert zusammen mit Eiweiß den Körper zur Produktion von Testosteron – dem Hormon für innere Kraft und Antrieb. Wenn Sie sich lustlos und schlapp fühlen, kann die Ursache ein zu niedriger Testosteronspiegel sein. Täglich 15 Milligramm Zink können für mehr Power sorgen.

Lachs ist reich an Omega-3-Fettsäuren, Vitamin E, Selen, Zink und Jod. Und Jod wiederum wirkt wie ein Zündfunke für die Fettverbrennung.

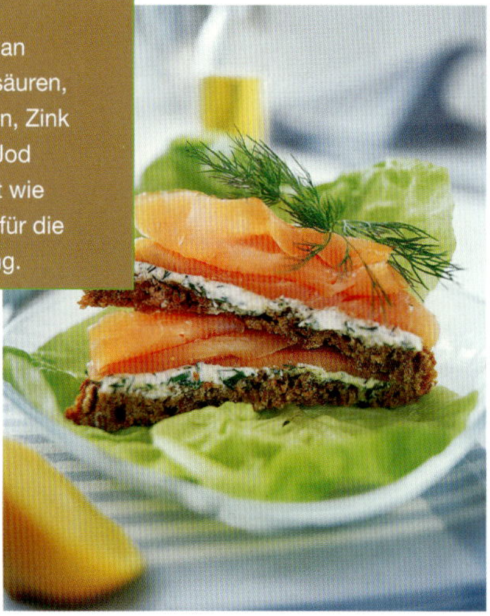

METHIONIN: Fetttransporteur

In der Fettverbrennung mischt die Aminosäure Methionin mehrfach mit: etwa beim Abtransport der Fette zur Verbrennung und bei der Bildung von Stresshormonen, die schließlich zehren. Methionin steckt in Leber, Eigelb, Fisch, Geflügel, Soja, Käse, Joghurt und Linsen.

TAURIN: Helfer bei der Fettverdauung

In den Werbeversprechungen für Energydrinks verleiht der Eiweißstoff Taurin schon mal Flüüüügel. Er hilft der Hirnanhangsdrüse, ihre Hormone auszuschütten. Dazu gehört vor allem das Wachstumshormon, das eine fettschmelzende Wirkung besitzt. Taurin spielt auch im Gallensäurestoffwechsel, also bei der Fettverdauung, eine Rolle. Der natürliche Schlankmacher steckt beispielsweise in Leber, Krabben, Muscheln und in Milchprodukten.

NORADRENALIN: Energiespritze

Das positive Stresshormon Noradrenalin sorgt dafür, dass besonders viel Fett in Energieschübe umgewandelt wird, die uns ermöglichen, sofort auf Höchstleistung zu kommen. Wenn Noradrenalin gebraucht wird, wird es von den Nebennieren in die Blutbahn ausgeschüttet und landet dann blitzschnell in der Fettzelle, um sofort Fett für die Energiegewinnung »abzusaugen«.

Ernährung

SOMATOTROPIN: Erneuerer

Somatotropin – so heißt ein in der Hirnanhangsdrüse (Hypophyse) gebildetes Wachstumshormon, das während unseres Schlafs für die Erneuerung von Körpergewebe sorgt. Diese gewaltige Arbeit kostet natürlich Energie – Energie, die aus der Fettverbrennung kommt. Für reibungsloses Funktionieren muss auch hier hochwertiges Eiweiß zur Verfügung stehen, außerdem Vitamin C, B6 sowie die Spurenelemente Zink und Mangan.

GLUKAGON: Gegenspieler des »Dickmachers« Insulin

Glukagon wird in der Bauchspeicheldrüse gebildet. Seine Aufgabe: den Blutzuckerspiegel zu erhöhen. Die Glukagonproduktion ist abhängig von einer regelmäßigen hochwertigen Eiweißzufuhr (zum Beispiel Joghurt, Quark, Fisch, Geflügel, Lamm, mageres Rindfleisch). Das Hormon sorgt dafür, dass Fett aus den Fettspeichern gesaugt und zur Energiegewinnung herangezogen wird.

Die 12 goldenen Regeln der Ernährung

1. Vielseitig essen, aber nicht zu viel!
2. Würzig essen, aber nicht zu salzig!
3. Wenig Süßes essen, stattdessen mehr Obst und Trockenfrüchte!
4. Ballaststoffreich essen (Naturreis, Müsli, Vollkornbrot) statt Nahrungsmittel aus Weißmehl!
5. Täglich Milch und Milchprodukte (Käse) verzehren, wegen Kalzium, Eiweiß und B-Vitaminen!
6. Weniger Fleisch und Eier essen!
7. Zweimal wöchentlich Fisch essen!
8. Viel trinken! Wenn Sie abnehmen wollen, sollten es täglich zwei bis drei Liter sein (Wasser, verdünnte Säfte, Früchtetees).
9. Clever einkaufen! Auf ökologischen Anbau achten.
10. Alle Nahrungsmittel schonend zubereiten! Gemüse nicht zu lange lagern und nicht zu lange kochen.
11. Bewusst genießen, statt hektisch oder nebenbei zu schlingen!
12. Stets auf den Fettgehalt und versteckte Fette achten!

Checkliste – den Fettabbau in den Griff bekommen

Eine zusätzliche Hilfe zur Selbstkontrolle kann ein kleiner Test sein, der einst vom Ernährungsberater und Sportmediziner Jack L. Groppel aus Orlando, Florida, entwickelt wurde. Hier sind auch die wichtigsten Regeln fürs alltägliche Fettsparen berücksichtigt. Das tägliche Ziel sind 27 Ja-Punkte; pro Woche 189 Punkte.

- ☐ Ich habe ein gesundes Frühstück zu mir genommen.
- ☐ Ich habe heute Morgen heiß-kalt geduscht.
- ☐ Ich habe gezielt gegessen, um meine Leistungsfähigkeit auf ein hohes Niveau zu bringen.
- ☐ Ich habe die Mahlzeiten mindestens auf fünf kleine Portionen verteilt.
- ☐ Ich habe ein fettarmes Milchprodukt gegessen.
- ☐ Ich habe mindestens zweimal Obst gegessen.
- ☐ Das Fett, das ich gegessen habe, bestand vor allem aus ungesättigten Fettsäuren (Olivenöl).
- ☐ Ich habe heute mindestens eineinhalb bis zwei Liter Wasser oder Saft getrunken.
- ☐ Ich habe wenig raffinierten Zucker gegessen (Bonbons, Schokolade, Kuchen).
- ☐ Ich habe zum Dessert Nein gesagt.
- ☐ Ich habe auf Gebratenes verzichtet.
- ☐ Ich habe sehr wenig (unter einem Teelöffel) Mayonnaise/Salatdressing gegessen.
- ☐ Ich habe meinen Konsum auf zwei Tassen Kaffee bzw. drei Tassen Tee reduziert.
- ☐ Ich habe bloß eine Cola oder Limo (0,33 Liter) getrunken.
- ☐ Ich habe nur wenig Salz ins Essen gestreut.
- ☐ Ich habe mir nur ein alkoholisches Getränk gegönnt.
- ☐ Ich habe mindestens zwei Portionen Gemüse gegessen.
- ☐ Ich habe ein Etikett mit den Nährstoffangaben gelesen.
- ☐ Ich bin mindestens eine halbe Stunde lang zügig Spazieren gegangen.
- ☐ Ich habe reichlich Ballaststoffe (Kartoffeln, Gemüse) gegessen.
- ☐ Ich habe nur fettarmes Fleisch (zum Beispiel Huhn ohne Haut) gegessen.
- ☐ Ich habe wenig (unter einem Löffel) Butter oder Margarine gegessen.
- ☐ Ich habe nie Durst aufkommen lassen.
- ☐ Ich habe nicht mehr als 120 Gramm Rind- oder Schweinefleisch gegessen.
- ☐ Ich habe heute Liegestütze gemacht.
- ☐ Ich bin heute mindestens 30 Minuten gelaufen.
- ☐ Ich habe Krafttraining gemacht.
- ☐ Ich habe mit Genuss gegessen.
- ☐ Ich habe bewusst gegessen.
- ☐ Ich habe mir Zeit fürs Essen genommen und in Ruhe gekaut.
- ☐ Meine Essgewohnheiten hatten nur postive Auswirkung auf meinen Schlaf.

Anhang

Literaturhinweise

> Bailey, Covert: Fett verlieren, Form gewinnen. Meyer & Meyer, 1997
> Blech, Jörg: Bewegung. S. Fischer Verlag, 2007
> Braumann, Prof. Dr. Klaus-Michael: Die Heilkraft der Bewegung. Irisiana Verlag, 2006
> Despeghel, Dr. Dr. Michael: Ran an den Bauch. Gräfe und Unzer, 2008
> Fischer, Joschka: Der lange Lauf zu mir selbst. Kiepenheuer & Witsch, 1999
> Mollnhauer, Stefanie: Ausdauertraining für Frauen. Südwest Verlag, 2003
> Müller-Wohlfahrt, Dr. H.-W.: Mensch, beweg dich! Zabert Sandmann Verlag, 2001
> Pramann, Ulrich: Kleine Philosophie der Passionen: Laufen. dtv, 2004
> Pramann, Ulrich: Lust am Laufen. Heyne Verlag, 2002
> Pramann, Ulrich/Schäufle, Bernd: Nordic Walking für Einsteiger. Südwest Verlag, 2005
> Pramann, Ulrich/Schäufle, Bernd: Nordic Walking für Späteinsteiger. Südwest Verlag, 2006
> Steffny, Herbert/Pramann, Ulrich: Perfektes Lauftraining. Südwest Verlag, 22. Auflage, 2008
> Steffny, H./Pramann, U./Doll C.: Perfektes Lauftraining – Das Ernährungsprogramm. Südwest Verlag, 2007
> Steffny, Herbert/Feil, Dr. Wolfgang: Die Lauf-Diät. Südwest Verlag, 2009
> The New York Road Runner's Club: Complete Book of Running & Fitness. Random House, 1994
> Weber, Prof. Alexander (Hrsg.): Hilf dir selbst: Laufe! Junfermann Verlag, 1999
> Wessinghage, Dr. Thomas: Mein Laufbuch für die ersten 10 Kilometer. Südwest Verlag, 2009

Webadressen, die weiterhelfen

www.lauftipps.de
Trainingstipps, Nachrichten, Forum

www.lauftreff.de
Termine

www.funrunners.de
Forum für Läufer

www.richtigfit.de
Portal des Deutschen Olympischen Sportbundes

www.dge.de
Deutsche Gesellschaft für Ernährung

www.oege.at
Österr. Gesellschaft für Ernährung

www.ernaehrung.org
Schweiz. Gesellschaft für Ernährung

www.was-wir-essen.de
Infos zum gesunden Essen

Lauf dich schlank!

Über den Autor

Ulrich Pramann, Bestsellerautor, beschäftigt sich seit über 25 Jahren vor allem mit den Themen Sport, Gesundheit, Fitness und Karriere und ist selbst schon 15 Marathons gelaufen. Er absolvierte die Deutsche Journalistenschule, war Redakteur (»Stern«), Reporter (»Welt am Sonntag«), Moderator (DSF) und von 1995 bis 2001 Chefredakteur und Mitherausgeber von »Fit for Fun«. Ulrich Pramann ist Gründer, Chefredakteur und Herausgeber des Magazins »NATURE FITNESS« (»Aktiv sein. Draußen sein. Gesund leben.«).

Hinweis

Die Ratschläge in diesem Buch sind von Autor und Verlag sorgfältig erwogen und geprüft, dennoch kann eine Garantie nicht übernommen werden. Eine Haftung des Autors bzw. des Verlags und seiner Beauftragten für Personen-, Sach- und Vermögensschäden ist ausgeschlossen.

Impressum

Fotos

Corbis, Düsseldorf: 19 (Michael A. Keller), defd, Hamburg: 44 (Eugen Gebhardt); Falken Verlag, München: 121 (K. Arras); Gettyimages, München: 6 (lifesize/RF), 20 (Tetra Images/RF), 36 (Peter Griffith), 70 (Brad Wilson), 88 (Look/H. Eisenberger), 108 (photoalto/RF); Imago, Berlin: 107 (Stefan Eisend); Jahreszeiten Verlag, Hamburg: 11 (Gräfe und Unzer); Jump, Hamburg: U1, 84, 87 (L. Lenz), 26, 31 (R. Forster), 29, 46, 59, 61 (K. Vey), 40, 43, 73, 75, 90, 97 (M. Sandkühler), 50, 92 (Stefan Eisend); Lizenzfreie Bilder Eigenarchiv: 9, 25, 33, 39, 48 (Image Source), 12, 68, 103 (istockphoto), 16 (digital vision), 94 (Corbis), 116 (Jupiter/thinkstock); Pramann Ulrich Privatarchiv: 5; Südwest Verlag, München: 15, 66, 76 (N. Olonetzky), 99 (Emely), 100 (Eisend), 104 (Forster&Martin), 112, 115, 122 (A. Plewinski)

Redaktion

Ulrich Pramann

Redaktionsleitung

Silke Kirsch

Projektleitung

Silvia Forster

Schlussredaktion

Nicola von Otto

Bildredaktion

Sabine Kestler

Produktion, Grafik

d.signer | büro für gestaltung; Evi Schoettl, Aitrang

Umschlaggestaltung und -konzeption

R.M.E. Eschlbeck/Kreutzer/Botzenhardt unter Verwendung eines Fotos von Jump/Lenz

Reproduktion

Artilitho, Lavis (Trento)

Druck und Verarbeitung

Alcione, Lavis (Trento)

Printed in Italy

Verlagsgruppe Random House
FSC-DEU-0100
Das für dieses Buch verwendete FSC-zertifizierte Paper Profibulk wurde produziert von Sappi Alfeld und geliefert durch die IGEPA

FSC
Mix
Produktgruppe aus vorbildlich bewirtschafteten Wäldern und anderen kontrollierten Herkünften
Zert.-Nr. SA-COC-002021
www.fsc.org
© 1996 Forest Stewardship Council

ISBN 978-3-517-08472-5

817 2635 4453 6271

Register

Register